René Verdonk
João Espregueira-Mendes
Joan Carles Monllau

半月板移植

Meniscal Transplantation

〔比〕勒内·韦丹柯
主　编　〔葡〕若奥·埃尔奥利维拉–门德斯
〔西〕琼·查尔斯·蒙劳
主　译　彭亮权　陆　伟　张　辉
副主译　曾　春　朱伟民　欧阳侃　陈　康
主　审　王大平　余家阔　章亚东
总校对　许　鉴

天津出版传媒集团
天津科技翻译出版有限公司

著作权合同登记号:图字:02-2016-240

图书在版编目(CIP)数据

半月板移植/(比)勒内·韦丹柯,(葡)若奥·埃尔奥利维拉-门德斯,(西)琼·查尔斯·蒙劳主编;彭亮权,陆伟,张辉主译. —天津:天津科技翻译出版有限公司,2019.6

书名原文: Meniscal Transplantation

ISBN 978-7-5433-3868-5

I. ①半… II. ①勒… ②若… ③琼… ④彭… ⑤陆… ⑥张… III. ①半月板—移植术(医学) IV. ①R687.4

中国版本图书馆CIP数据核字(2018)第168805号

授权单位:Springer-Verlag GmbH
出　　版:天津科技翻译出版有限公司
出 版 人:刘 庆
地　　址:天津市南开区白堤路 244 号
邮政编码:300192
电　　话:(022)87894896
传　　真:(022)87895650
网　　址:www. tsttpc. com
印　　刷:天津市银博印刷集团有限公司
发　　行:全国新华书店
版本记录:890×1240　32 开本　4.25 印张　130千字
　　　　　2019 年 6 月第 1 版　2019 年 6 月第 1 次印刷
　　　　　定价: 68.00 元

(如发现印装问题,可与出版社调换)

译者名单

主　译　彭亮权　陆　伟　张　辉

副主译　曾　春　朱伟民　欧阳侃　陈　康

主　审　王大平　余家阔　章亚东

总校对　许　鉴

译　者　（按姓氏汉语拼音排序）

常崇斐　深圳市第二人民医院
陈洁琳　深圳市第二人民医院
陈锦富　深圳市第二人民医院
段　莉　深圳市第二人民医院
冯文哲　深圳市第二人民医院
黄　刚　深圳市龙岗区骨科医院
惠　明　惠州市第一人民医院
姜骆永　深圳市第二人民医院
李　皓　深圳市第二人民医院
李　盛　深圳市第二人民医院
李　瑛　深圳市第二人民医院
李阔阔　深圳市第二人民医院
梁达强　深圳市第二人民医院
刘　威　深圳市第二人民医院
刘　洋　深圳市人民医院

柳海峰　深圳市第二人民医院

欧阳建安　深圳市第六人民医院

丘志河　深圳市第二人民医院

王大明　深圳市第二人民医院

吴　冰　深圳市第二人民医院

许　鉴　深圳市第二人民医院

杨文杰　深圳市第二人民医院

张　华　广州中医药大学第一附属医院

钟名金　深圳市第二人民医院

周　勇　深圳市第二人民医院

朱天飞　深圳市第二人民医院

编者名单

R. Verdonk
Department of Orthopaedics and Trauma, University Hospital, De pintelaan 185, 9000 Ghent, Belgium
e-mail: Rene.verdonk@ugent.be

P. Verdonk
Department of Orthopaedics and Trauma, Monica Ziekenhuizen, 2000 Antwerpen, Belgium

H. Pereira
3B's Research Group-Biomaterials, Biodegradables and Biomimetics, Department of Polymer Engineering, University of Minho, Guimarães, Portugal
e-mail: heldermdpereira@gmail.com

J. Silva-Correia
3B's Research Group-Biomaterials, Biodegradables and Biomimetics, Department of Polymer Engineering, University of Minho, Guimarães, Portugal

J. M. Oliveira
3B's Research Group-Biomaterials, Biodegradables and Biomimetics, Department of Polymer Engineering, University of Minho, Guimarães, Portugal

R. L. Reis
3B's Research Group-Biomaterials, Biodegradables and Biomimetics, Department of Polymer Engineering, University of Minho, Guimarães, Portugal

J. Espregueira-Mendes
3B's Research Group-Biomaterials, Biodegradables and Biomimetics, Department of Polymer Engineering, University of Minho, Guimarães, Portugal
e-mail: jem@espregueira.com

Ch. Delloye
Cliniques Universitaires St Luc, Louvain La Neuve, Department of Orthop and Trauma, Brussels, Belgium
e-mail: delloye@orto.ucl.ac.be

T. Schubert
Cliniques Universitaires St Luc, Louvain La Neuve, Department of Orthop and Trauma, Brussels, Belgium
e-mail: T.shubert@ orto.ucl.ac.be

O. Cornu
Cliniques Universitaires St Luc, Louvain La Neuve, Department of Orthop and Trauma, Brussels, Belgium
e-mail: Olivier.cornu@orto.ucl.ac.be

P. E. Gelber
Department of Orthopaedic Surgery, Hospital de la Sta Creu i Sant Pau, ICATME- Institut Universitari Dexeus, Universitat Autònoma de Barcelona, St AM Claret, 167, 08025 Barcelona, Spain.
e-mail: Pgelber@santpau.cat

Joan Carles Monllau
Department of Orthopaedic Surgery, Hospital de la Sta Creu i Sant Pau, ICATME—Institut Universitari Dexeus, Universitat Autònoma de Barcelona, Sant Antoni Maria Claret, 167, 08025, Barcelona, Spain.
e-mail: jmonllau@santpau.cat

Marc Tey
ICATME. Institut Universitari Dexeus, Universitat Autònoma de Barcelona, Sabino Arana 5-19, 08028 Barcelona, Spain
e-mail: Mtey.icatme@idexeus.es

Erquicia
ICATME. Institut Universitari Dexeus, Universitat Autònoma de Barcelona, Sabino Arana 5-19, 08028 Barcelona, Spain
e-mail: juanerquicia@yahoo.com

Xavier Pelfort
Department of Orthopaedic Surgery, Parc de Salut Mar, Universitat Autònoma de Barcelona, Paseig Maritim 25, 08003 Barcelona, Spain.
e-mail: jpelfort@parcdesalutmar.cat

Jacquelien de Groot
Kamerlingheplein 16, 9712 TR, Groningen, The Netherlands
e-mail: jenhde.groot@wxs.nl

Eva-Lisa Heinrichs
Tissue Therapies Europe Limited, Unit F34, Daresbury Innovation Centre, Keckwick Lane, Daresbury, Cheshire WA4 4FS, England
e-mail: heinrichsel@aol.com

中文版前言

20 世纪可以称为“半月板快速发展时代”：50 年代 Fairbank 里程碑式的研究、70 年代关节镜专用器械的诞生以及 80 年代磁共振成像（MRI）的应用，为半月板外科带来了革命性的变化。此前半月板一直被认为是人体没有功能的结构，曾将其视为像阑尾一样可以被切除的结构，而现在，医生们在决定是否切除半月板时会慎重考虑。半月板损伤的诊断，过去仅仅依靠准确率不足 10% ~ 40%的体格检查，而现在 MRI 的准确率则超过 90%。曾经令医生们头痛的半月板切开手术，在关节镜下操作则变得简单易行，关节镜技术已经成为金标准。这些源于对半月板病理生理学的深入认识和手术技术的革新最终造福了广大患者，显著地提高了疗效，缩短了康复期，降低了术后近期和远期并发症的发生率。

在 20 世纪 50 年代，医生们都认为，对于半月板损伤，应当将半月板完全切除；当时认为，如果切除不彻底，残留的半月板残片会导致半月板再生，从而产生新的问题。后来，人们逐渐认识到半月板的重要作用，并知道在半月板全切后 10 ~ 15 年会出现膝关节骨性关节炎。于是，半月板部分切除被越来越多的医生所采纳，并开发了许多技术来缝合、修补半月板。但是，并不是所有的半月板损伤都是可以修复的。对于不能修复的半月板，必须做半月板部分切除或完全切除。

但是，对于一名年轻的患者，如果不得不进行半月板全切，术后出现了早期的骨性关节炎症状和膝关节疼痛，应当如何处理？这个问题对于临床医生是一个挑战。在 1970—1980 年间，Carl Wirth 在德国进行了首例半月板移植。这对于很多进行了半月板全切的年轻患者来说，无疑是一个巨大的喜讯。

2002 年的统计资料显示，从 1991 年开始，全世界已经进行了 4000 余例异体半月板移植，每年大约有 400 例。目前，半月板移植已经逐渐成为治疗半月板全切术后早期关节疼痛和骨性关节炎的首选方法。

半月板，人体上的“方寸之地”，竟然引起了全世界骨科医生和运动医学医生持久、广泛的关注。在半个世纪间半月板的治疗发生了巨大的变化：关节镜微创技术取代了开放手术，千方百计地保留半月板的功能已经成为广大医生的共识。近 20 年来，半月板的治疗理念正逐渐从微创技术过渡到“保全技术”：针对不同类型的损伤进行多种方式的修补和重建。有经典的由内向外、由外向内缝线缝合技术，还有精细的全内缝线缝合技术，而半月板移植手术也正处于普及和提高的阶段。

由于关节镜下辅助半月板移植术已经逐渐成为运动医学的必备技术，因此迫切需要一套与现代最新技术发展相符且适应目前临床工作需要的关节镜下半月板移植外科书籍，以帮助我们提高操作技术，紧跟世界发展潮流。

本书从半月板大体解剖、组织学特性、生物力学、移植物类型、保存方法、移植流程、手术治疗等方面进行阐述，运用大量影像学照片和术中照片作为媒介，同时结合目前世界上半月板移植外科学的基础研究、技术方法、随访结果以及胶原半月板移植物等方面的最新进展，详尽介绍了半月板移植的方法和手术过程中有可能遇到的相关问题及解决方法，以便读者能够掌握最新的膝关节镜半月板移植技术并学以致用。

本书是国际关节镜 – 膝关节外科 – 骨科运动医学学会（ISAKOS）膝关节镜领域手术大师的工作经验总结，而本书的译者均为具有丰富关节镜外科操作经验的运动医学专科医生，有的还是具有丰富半月板移植经验的医生，对膝关节镜下操作有较深刻的体会。同时本书还融入了目前世界上最新的关节镜外科发展成果，使关节镜外科专科医生可以掌握最新的研究进展与趋势，与时俱进，跟上时代发展的步伐。

希望本书的出版能给有志于开展半月板移植外科工作和想进一步提高关节镜下操作能力的外科医生提供学习和借鉴国外关节镜外科研究应用的经验和实例，并为提高我国关节镜外科技术水平起到抛砖引玉的作用。限于时间较紧和译者水平有限，本书可能存在许多不足之处，敬请国内外学者批评指正。

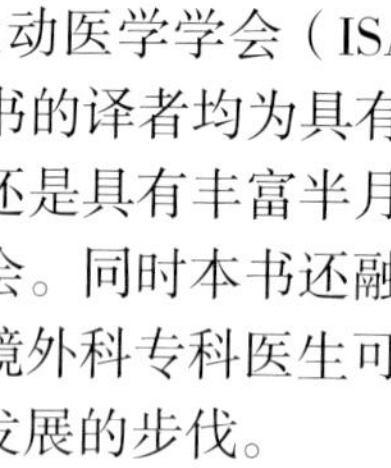

2019 年 3 月

前 言

ISAKOS 机构有着长期教育的传统。我的导师，来自瑞典斯德哥尔摩的 Ejnar Eriksson 教授总是教育我“重复是教育之母”。

论述同种异体半月板移植和半月板置换的本书，便是这一原则的良好典范。

现在，对于膝关节组织的认识已经加深，经验已经增多，因此应将这些融入日常实践。

以往我们的骨科知识涉及整个运动系统病理学和治疗的有效性。但现在我们大多数人更关注目标疾病、异常和创伤，有时会忽略整体系统。

膝关节外科医生有时也是如此，他们分别关注韧带、软骨和半月板的情况。

虽然本书旨在与医生分享半月板病理学和置换术的经验和知识，但是有兴趣的读者应该记住，半月板知识需要被纳入膝关节这个整体框架。这是我个人要与其他人分享的经验，那就是，在考虑膝关节的病理、诊断和治疗时，应考虑膝关节的所有组成部分。

正如我的朋友 Scott Dye 博士所述，要想恢复膝关节的“自身稳定”，能够促进膝关节康复的所有因素都应考虑。

希望本书和 ISAKOS 教育推广的其他书籍一样，能够为从事体育活动的患者和个人提供最有效的临场处理和诊疗方法。

感谢所有的作者协同完成此书的编纂，感谢 Chantal Tielemans 对本书的编辑和排版提供的极大帮助。

R. Verdonk

目 录

第 1 部分
同种异体半月板移植

第 1 章　同种异体半月板移植

R. Verdonk, P. Verdonk

1.1 引言

撰写此书的目的是研究半月板疾病及其治疗方案。

正如俗语所云："前事不忘，后事之师。"因此，我们将有关半月板系统发育和个体发育的基础知识放在最前面的章节。

"保留半月板"是基于膝关节中这个盘状软组织的自然发展史而提出的口号，但是某些人却错误地认为半月板是"自我维护的传动装置"中退化的软组织结构。

这套由不对称组件所构成的膝关节装置极大地满足了大腿和小腿之间负荷传递的生物力学要求，所以它在脊椎动物 3 亿多年的进化史中都没有发生明显的变化。

因此，膝关节是生物进化史中一个非常卓越的设计。

正如肢体出现在人类胚胎发育的早期一样，半月板也出现在膝关节发育的早期。到胚胎期晚期，半月板的轮廓进一步清晰，9~10 周时，半月板从股骨、胫骨的关节软骨表面完全分离。

半月板对膝关节的正常功能至关重要。

半月板有时被称为"半月形软骨"，从上方观察时，它们是新月形的，但它们的横截面呈楔形。除了与腘肌腱相连接的一部分半月板之外，其余半月板的外侧边缘全部与关节囊相连，半月板还通过其前、后方的韧带连接到胫骨的前方和后方。半月板覆盖了部分胫股关节面。

半月板体部的环形胶原纤维一直延续至前方和后方的韧带结构，通过这种方式，半月板与胫骨的软骨下骨相连接。韧带的纤维软骨过渡区可以避免韧带和骨组织之间的刚度发生骤然变化，因此减少了该区域的应力集中及韧带–骨结构发生撕裂的可能性。同时，前方的半月板横韧带（即膝横韧带）将内外侧半月板前角的纤维相连接。接近94%的膝关节已经被证实存在该解剖结构，它可能与胫骨内外旋时半月板的位移有关。

研究证实，外侧半月板后角发出两条韧带连接到髁间窝中股骨内侧髁的外侧面。板股前韧带经后交叉韧带前方走行并汇入后交叉韧带，称为Humphrey韧带。相反，经后方汇入后交叉韧带的板股韧带被称为Wrisberg韧带。

Gupte等人通过文献综述发现，93%的膝关节中至少存在一条板股韧带，与老年人相比，年轻人膝关节中板股韧带的出现率更高。

正常半月板组织由72%的水、22%的胶原、0.8%的糖胺聚糖和0.12%的DNA等组成。

在组织学上，半月板是纤维软骨结构，大量胶原纤维相互交织形成的网状结构是其主体，细胞嵌入网状结构之中，细胞外含有蛋白聚糖和糖蛋白等基质。

半月板内胶原纤维的走向与半月板的功能密切相关。半月板的胶原纤维主要是环形走向，以抵抗半月板所承受的张力。放射状的胶原纤维主要位于半月板的中部及半月板表面。这些放射状纤维就像“束带”一样将环形纤维绑在一起。

整个半月板组织自人类出生时便有血管分布。接着，半月板内部很快形成无血管区域。在人体生长发育的第二个十年中，血管仅存在于半月板的外侧1/3。同时半月板的血管化程度存在个体化差异。

半月板神经支配的研究结果仍然存在争议。Wilson等人研究发现，神经组织也可以渗透到半月板的外侧1/3。半月板中机械性刺激感受器的存在表明，半月板可能在膝关节神经冲动的传入过程中起一定作用。

半月板是一个动态结构，为了在运动但不规则的关节面上有效地维持最佳的负重功能，半月板需要能够随着股骨和胫骨的运动而运动，以便最好地与关节内其他结构保持一致性。

随着影像学技术的进步，目前已经可以对负重状态下不同体位的膝关节进行活体研究。Vedi 等人已经阐述了正常半月板在膝关节负重及非负重状态下的运动情况。

生物力学研究已经阐述了半月板组织的生物力学性能。

已有研究尝试对半月板的形变进行量化。但是对于半月板环形组织的拉伸模量的变化，不同的实验研究结果之间存在分歧。

目前，有关半月板组织压缩性能的研究较少。半月板的抗张能力比抗压能力强 1000 倍。这些特征使半月板组织在压缩时会出现较大的变形，这就使得半月板可以很好地适应膝关节屈伸过程中股骨髁的几何形状变化。

众所周知,半月板在膝关节内的主要作用是将受力从股骨传到胫骨。在膝关节全部的活动范围内，这种负荷承载机制均可以精确地进行，主要原因是半月板可以通过前后方的韧带结构将可移动的半月板前后角与胫骨相连，从而使半月板在各个方向上均能发生位移。外侧半月板比内侧半月板的活动性更大。

半月板通过增加其周长和产生环向应力来对抗压应力，这种机制可以阐明各种类型半月板撕裂后产生的变化及不同类型出现的频率。

通过测量不同步态时胫骨近端的振动量证实，半月板具有缓冲关节震动的能力。研究表明，半月板缺失将使膝关节减震能力减少约 20%。

半月板是膝关节维持稳定的第二要素。临床研究结果显示，合并半月板损伤将显著降低前交叉韧带重建手术的效果。

Fairbank 等人通过记录半月板切除术后的长期结果，明确证实半月板对人体膝关节功能起着至关重要的作用。

Burke 等人研究表明，与半月板全切除术相比，保留半月板外周部分的半月板部分切除对膝关节内的压力分布影响较小。

很多情况下半月板撕裂是无法修复的，此时不得不进行半月板部分或完全切除。

在这种情况下，可以考虑进行同种异体半月板移植术（半月板全切除术后）或者部分半月板胶原支架置换术（半月板部分切除术后）。

（柳海峰　吴冰　李盛　陆伟 译）

第 2 章　半月板：基础科学

H. Pereira, J. Silva-Correia, J. M. Oliveira, R. L. Reis, J. Espregueira-Mendes

2.1 引言

半月板是半月形盘状纤维软骨组织，在膝关节生物力学中起关键作用[1]。尽管如此，以往它曾被认为几乎无用，仅对关节的营养和稳定性可能有一些微弱的作用[2]。这些复杂结构主要是由细胞间的胶原纤维（主要是 I 型胶原）以及蛋白聚糖和糖蛋白等细胞外基质（ECM）相互交织而形成的。

半月板位于膝内股骨内外侧髁和胫骨平台之间。目前已经认识到，切除半月板会对关节产生不良后果，特别是有长期的影响[3]。

由于半月板在维持膝关节内稳态和正常的关节功能 / 稳定性中具有关键作用，目前已研发出新的再生治疗方法作为传统修复手术或半月板切除术的替代方案。

由于治疗方法的颠覆，关于人类半月板的基础科学知识就需要重新再认识，包括从半月板切除到保留或替换，以及到与开放手术相反的几乎通用的关节镜手术方法等。

半月板组织的生物学特性虽然还没有完全研究透彻，但在过去几年中发展显著。其中包括不同细胞群体的发现、对其超微结构的了解[4]、细胞和细胞外基质的区域分布、生物力学性质、生物相互作用以及刺激后对损伤的反应机制等。

2.2 解剖和生物力学

20 世纪 80 年代初期，一项生物力学的研究阐述了内侧半月板在负荷转移方面的重要性。Kurosawa 等人发现，在膝关节完全伸直的情况下，半月板全切除术后患者的膝关节减少了 1/3 至 1/2 的总接触面积[5]。另一项报道阐述了半月板在负荷转移中发挥的重要作用，以及半月板切除后所带来的后果，不仅会影响关节面，还会影响软骨下骨及胫骨近端的骨小梁和骨皮质[6]。半月板并不是完全固定在胫骨上面，而是在膝关节活动过程中会随着关节前后移位。由于它的解剖学特点（包括强有力地附着在内侧副韧带上），内侧活动度较小。在稳定的膝关节中（由于中央主要韧带的作用），内侧半月板极少起到抑制胫骨前移的作用。前交叉韧带会在股骨髁与内侧半月板后角及胫骨平台接触前阻止膝关节前移[7]。

值得注意的是，膝关节的两个胫股间室有明显的差异。外侧胫骨平台更容易出现凸面，相反内侧间室容易出现凹面[1,7]。这个事实有助于我们理解外侧半月板的缺失会降低胫股匹配度。此外，根据 Walker 等人的理论，外侧半月板承载了大部分外侧间室的负荷转移，而内侧应力传导是分布在暴露的软骨及其半月板之间[8]。体外试验表明，在内外侧间室内通过其相应的半月板进行负荷转移的比例分别达到 50% 及 70%[9]。

至于大体形态学，内侧半月板类似“C”形，而外侧半月板弧度则更明显（图 2.1）。内侧半月板前角止点变化很大，而外侧半月板前角

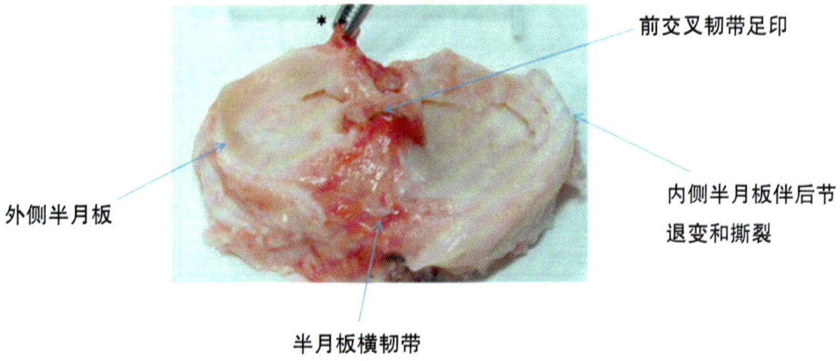

图 2.1 人类半月板样本图；可见板股前韧带（血管钳附着部位）。

止点位置相对固定且相互接近[10-12]。在进行任何方式的半月板置换手术时，这些变量都必须考虑在内。

半月板对于胫股关节负荷的生物力学响应是由它们的宏观几何结构、细微结构及其附着韧带共同决定的。其浅层的胶原纤维束像关节内透明软骨一样随机排列[13]（图 2.2）。这种方式有效地减少了关节活动时半月板、股骨及胫骨之间的摩擦。

在大部分的半月板组织中，其表层之下存在两种明显不同的胶原纤维，内 1/3 束呈放射状排列，而外 2/3 则呈环形排列。

因此，有人认为，内 1/3 主要在压缩方面起作用，而外 2/3 则主要在张力方面起作用。此外，在大部分的半月板组织中还会发现一些放射状的“束带样”胶原纤维，它们能防止环形胶原纤维的纵向撕裂[14]。

半月板的黏弹特性（高频负荷表现为橡皮样，低频负荷则出现黏滞扩散）和细胞外基质相关［不十分依赖胶原含量；并随着糖胺聚糖（GAG）的升高而升高，随着水的含量升高而降低］。因此，在不同的部位会观察到黏弹性的差异[15]。已有研究表明，动物的半月板组织在糖胺聚糖的覆盖、大小及细胞密度上存在区域性差异[16]。开展人体组织的类似研究很有必要，尤其在组织工程盛行的时代，应该在实验室培植半月板来应用于临床[17]。Pereira 等人于近期首次报道了新鲜的人体半月板各部分的生物力学特性[18]。

前方的半月板横韧带（或膝横韧带）连接内外侧半月板前角的前方

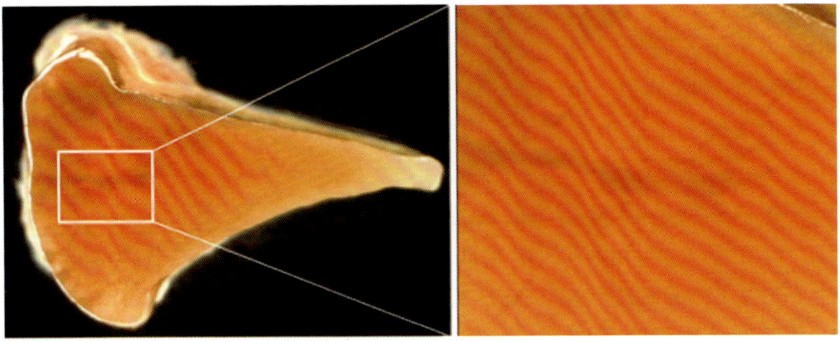

图 2.2　可观察到“分束”的人体半月板的立体显微镜图像。

纤维。据流行病学统计，其出现概率为 60% 左右，并且其功能尚未完全明确 [19]。

有两条韧带将外侧半月板的后角连接到股骨内侧髁的外侧面，即板股韧带，分别为板股前韧带和板股后韧带。板股前韧带和板股后韧带分别走行于后交叉韧带（PCL）的前后方。板股前韧带和板股后韧带出现的概率分别为 74% 和 69%，两者同时出现的概率约为 50%[20]。

Gupte 等人曾经描述过这些韧带的相关功能：正常膝关节屈曲 90°行后抽屉试验时，板股韧带可提供 28% 的对抗力，而在后交叉韧带缺如的膝关节中，板股韧带则能提供 70.1% 的对抗力 [21]。此观点将有可能成为一项大研究课题，以提高半月板修复或置换技术。

2.3 细胞和细胞外基质

就湿重构成比而言，半月板具有高含水量（72%）。其余的 28% 由有机组分组成，主要是细胞外基质（ECM）和细胞 [22]。胶原占有机物的大部分（75%），随后是 GAG（17%）、DNA（2%）、黏性糖蛋白（< 1%）和弹性蛋白（< 1%）[22, 23]。这些比例会根据年龄、损伤或病理情况而发生变化 [24]。

胶原是半月板主要的纤维组分。不同的胶原类型在半月板的不同区域中以不同的量存在。在红 – 红区中，以Ⅰ型胶原为主（占干重的 80%），其他型胶原（例如，Ⅱ型、Ⅲ型、Ⅳ型、Ⅵ型和ⅩⅧ型）所占比例小于1%。在白 – 白区，胶原可达干重的 70%，其中 60% 为Ⅱ型胶原，40% 为Ⅰ型胶原 [25]。

弹性蛋白是另一种纤维组分，但其作用和相关性尚未完全了解。已发现成熟和未成熟的弹性蛋白纤维组合在成人半月板中的浓度非常低（< 0.6%）[26, 27]。

蛋白聚糖是 ECM 的主要成分。这些分子由 GAG 修饰的核心蛋白组成。在正常人半月板组织中发现的 GAG 的主要类型是软骨素 –6– 硫酸盐（60%）、硫酸皮肤素（20%~30%）、软骨素 –4– 硫酸盐（10%~20%）以及硫酸角质素（15%）[23]。聚集蛋白聚糖是构成半月板的主要大蛋白聚糖，而双糖链蛋白聚糖和核心蛋白聚糖是主要的小蛋白聚糖 [28]。它们的主要功能是使半月板吸收水分，这一特性可支持组织抗压[22]。这些分子也具有区域差异性，内部 2/3 比外部 1/3 包含相对较高比例的蛋白聚糖[28]。

黏性糖蛋白也是半月板基质的重要组分，它们充当 ECM 组分和细胞之间的连接。存在于人体半月板中的主要黏性糖蛋白是纤连蛋白、血小板应答蛋白和Ⅵ型胶原[29]。

根据形状分类和 ECM 区域分布，可鉴别出半月板中的软骨样细胞、成纤维样细胞和中间细胞。半月板细胞的分类是有争议的，并且正在使用不同的术语表述（即纤维细胞、成纤维细胞、半月板细胞、纤维软骨细胞和软骨细胞）[31]。

显然，外区细胞多为椭圆形、梭形形状，并且在外观和行为上类似于成纤维细胞。因此，它们可以被描述为成纤维细胞样细胞[4]。这些细胞能够伸长扩展，以促进与其他细胞和 ECM 的信息传递。围绕细胞的基质主要由Ⅰ型胶原组成，同时也有小部分的糖蛋白和Ⅲ型、Ⅴ型胶原[32]。

相比之下，内部部分的细胞呈圆形并且嵌入 ECM 中，ECM 由大量的Ⅱ型胶原和较细但含量较多的Ⅰ型胶原以及较高浓度的 GAG 混合组成。这种在内部区域中的Ⅱ型胶原和聚集蛋白聚糖的相对丰度更接近透明的关节软骨。因此，该区域的细胞被归类为纤维软骨细胞或软骨样细胞[4]。

第三个细胞群位于半月板的表层区域。这些细胞具有某种特殊的形态，即发散的、纺锤形并缺乏细胞伸展性。这些细胞被认为可能是具有更多再生能力的特殊祖细胞[33]。

外侧半月板细胞似乎迁移更快，与内侧半月板细胞相比显示出更低的黏附强度[34]。

从外部（血管）、内部（无血管）和角（混合）分离的半月板细胞可以被诱导成软骨、成脂和成骨系。外部细胞具有更多的可塑性，同时也可以成骨分化[35]。不同细胞在半月板结构（节段和区域）中的分布最近已经成为研究的焦点，并且该研究对实现组织工程植入物构建有重要作用[18]。

2.4 血管化和神经分布

根据血管形成的三个经典区域作为参考，即红－红、红－白和白－白（图 2.3），从而完美地显示红－红区的血管，其主要从内侧和外侧下中膝状动脉产生。半月板旁血管丛的径向分支进入半月板间隔，可更丰富地供应到前角和后角[36]。供应体部的血管局限于半月板的外周，除胎儿外，其对于内侧半月板具有 10%~30% 的渗透支配，而对于外侧半月板则为 10%~25%。腘肌腱附近存在无血管区[37]。

半月板周围组织有丰富的神经支配。大多数神经与血管伴行。较小

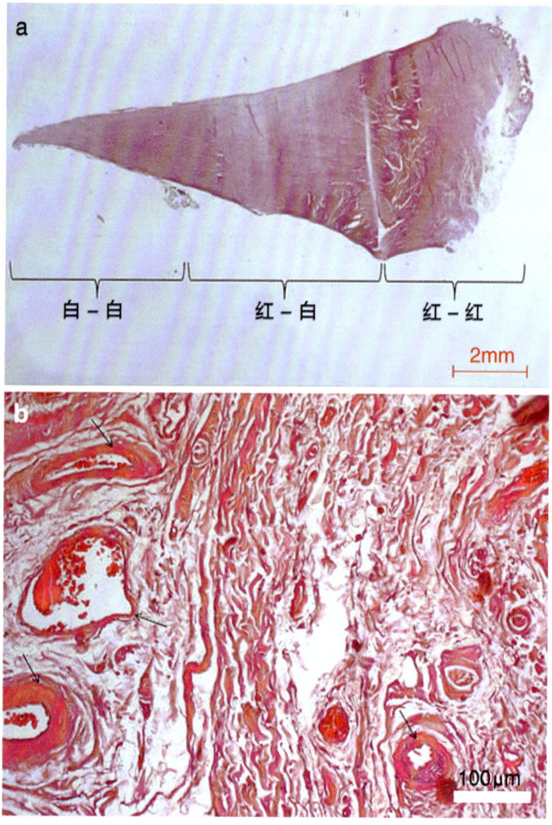

图 2.3 用苏木精和伊红染色的人体半月板切片的显微镜图像（a），以及可以观察血管红－红区的放大图像（黑色箭头）（b）。

的神经和轴突以环绕的模式呈放射状排列。单个轴突常穿过半月板周围组织，许多神经分布于半月板周围区域的间质组织中以及前角和后角中。内区半月板的中心区域没有神经纤维分布[36]。

人体半月板的血管和神经供应的研究具有潜在的重要临床应用。现已经确定半月板血管系统与半月板组织良好愈合的能力相关，尽管也有报道显示半月板组织在无血管区域也能部分愈合。

在胎儿中，血管供应更广泛，血管可延伸到内部 1/3。同时还有一种与血管供应分布相似的重要神经供应。

2.5 结论

半月板结构、生物学和生物力学特性的研究发展迅速，对于研究维持膝关节生理功能的重要组织结构的完全修复治疗方法具有决定性作用。

（李瑛　陈洁琳　周勇　彭亮权 译）

参考文献

1. McDermott ID, Masouros SD, Amis AA (2008) Biomechanics of the menisci of the knee. Curr Orthopaed 22:193–201
2. Smillie IS (1972) Injuries of the knee joint, 4th edn. Churcill Livingstone, Edinburgh
3. Fayard JM, Pereira H, Servien E, Lustig S, Neyret P (2010) Meniscectomy global results-complications. Springer-Verlag, Berlin Heidelberg
4. Verdonk PC, Forsyth RG, Wang J et al (2005) Characterisation of human knee meniscus cell phenotype. Osteoarthritis Cartilage 13:548–560
5. Kurosawa H, Fukubayashi T, Nakajima H (1980) Load-bearing mode of the knee joint: physical behavior of the knee joint with or without menisci. Clin Orthop Relat Res 283–290
6. Fukubayashi T, Kurosawa H (1980) The contact area and pressure distribution pattern of the knee. A study of normal and osteoarthrotic knee joints. Acta Orthop Scand 51:871–879
7. Levy IM, Torzilli PA, Warren RF (1982) The effect of medial meniscectomy on anterior-posterior motion of the knee. J Bone Joint Surg Am 64:883–888
8. Walker PS, Hajek JV (1972) The load-bearing area in the knee joint. J Biomech 5:581–589
9. Bourne RB, Finlay JB, Papadopoulos P, Andreae P (1984) The effect of medial meniscectomy on strain distribution in the proximal part of the tibia. J Bone Joint Surg Am 66:1431–1437
10. Brody JM, Hulstyn MJ, Fleming BC, Tung GA (2007) The meniscal roots: gross anatomic correlation with 3-T MRI findings. AJR Am J Roentgenol 188:W446–W450
11. Wilmes P, Pape D, Kohn D, Seil R (2007) The reproducibility of radiographic measurement

of lateral meniscus horn position. Arthroscopy 23:1079–1086
12. Wilmes P, Anagnostakos K, Weth C, Kohn D, Seil R (2008) The reproducibility of radiographic measurement of medial meniscus horn position. Arthroscopy 24:660–668
13. Beaupre A, Choukroun R, Guidouin R, Garneau R, Gerardin H, Cardou A (1986) Knee menisci. Correlation between microstructure and biomechanics. Clin Orthop Relat Res 72–75
14. Bullough PG, Munuera L, Murphy J, Weinstein AM (1970) The strength of the menisci of the knee as it relates to their fine structure. J Bone Joint Surg Br 52:564–567
15. Bursac P, Arnoczky S, York A (2009) Dynamic compressive behavior of human meniscus correlates with its extra-cellular matrix composition. Biorheology 46:227–237
16. Killian ML, Lepinski NM, Haut RC, Haut Donahue TL (2010) Regional and zonal histo-morphological characteristics of the lapine menisci. Anat Rec (Hoboken) 293:1991–2000
17. Pereira H, Frias AM, Oliveira JM, Espregueira-Mendes J, Reis RL (2011) Tissue engineering and regenerative medicine strategies in meniscus lesions. Arthroscopy 27:1706–1719
18. Pereira H, Frias AM, Caridade SG et al (2011) Cellular and biomechanical segmental characterization of human meniscus. Osteoarthritis Cartilage 19:S205
19. Kohn D, Moreno B (1995) Meniscus insertion anatomy as a basis for meniscus replacement: a morphological cadaveric study. Arthroscopy 11:96–103
20. Gupte CM, Smith A, McDermott ID, Bull AM, Thomas RD, Amis AA (2002) Meniscofemoral ligaments revisited. Anatomical study, age correlation and clinical implications. J Bone Joint Surg Br 84:846–851
21. Gupte CM, Bull AM, Thomas RD, Amis AA (2003) The meniscofemoral ligaments: secondary restraints to the posterior drawer. Analysis of anteroposterior and rotary laxity in the intact and posterior-cruciate-deficient knee. J Bone Joint Surg Br 85:765–773
22. Makris EA, Hadidi P, Athanasiou KA (2011) The knee meniscus: structure-function, pathophysiology, current repair techniques, and prospects for regeneration. Biomaterials 32:7411–7431
23. Herwig J, Egner E, Buddecke E (1984) Chemical changes of human knee joint menisci in various stages of degeneration. Ann Rheum Dis 43:635–640
24. Sweigart MA, Athanasiou KA (2001) Toward tissue engineering of the knee meniscus. Tissue Eng 7:111–129
25. Cheung HS (1987) Distribution of type I, II, III and V in the pepsin solubilized collagens in bovine menisci. Connect Tissue Res 16:343–356
26. McDevitt CA, Webber RJ (1992) The ultrastructure and biochemistry of meniscal cartilage. Clin Orthop Relat Res 252:8–18
27. Ghosh P, Taylor TK (1987) The knee joint meniscus. A fibrocartilage of some distinction. Clin Orthop Relat Res 52–63
28. Scott PG, Nakano T, Dodd CM (1997) Isolation and characterization of small proteoglycans from different zones of the porcine knee meniscus. Biochim Biophys Acta 1336:254–262
29. Miller RR, McDevitt CA (1991) Thrombospondin in ligament, meniscus and intervertebral disc. Biochim Biophys Acta 1115:85–88
30. Ghadially FN, Thomas I, Yong N, Lalonde JM (1978) Ultrastructure of rabbit semilunar cartilages. J Anat 125:499–517
31. Nakata K, Shino K, Hamada M et al (2001) Human meniscus cell: characterization of the primary culture and use for tissue engineering. Clin Orthop Relat Res S208–S218
32. Melrose J, Smith S, Cake M, Read R, Whitelock J (2005) Comparative spatial and temporal localisation of perlecan, aggrecan and type I, II and IV collagen in the ovine meniscus: an ageing study. Histochem Cell Biol 124:225–235
33. Van der Bracht H, Verdonk R, Verbruggen G, Elewaut D, Verdonk P (2007) Cell based

meniscus tissue engineering. In: Ashammakhi N, Reis RL, Chiellini E (eds) Topics in Tissue Engineering

34. Gunja NJ, Dujari D, Chen A, Luengo A, Fong JV, Hung CT (2012) Migration responses of outer and inner meniscus cells to applied direct current electric fields. J Orthop Res 30:103–111
35. Mauck RL, Martinez-Diaz GJ, Yuan X, Tuan RS (2007) Regional multilineage differentiation potential of meniscal fibrochondrocytes: implications for meniscus repair. Anat Rec (Hoboken) 290:48–58
36. Brian D, Mackenzie WG, Shim SS, Leung G (1985) The vascular and nerve supply of the human meniscus. Arthroscopy 1:58–62
37. Arnoczky SP, Warren RF (1982) Microvasculature of the human meniscus. Am J Sports Med 10:90–95

第 3 章　组织：移植物类型、保存方法、移植流程

Ch. Delloye, T. Schubert, O. Cornu

3.1 引言

已有文献表明，半月板完全切除会导致膝关节退行性变，认为这是骨关节炎发生的重要原因[1-5]。现已证明，位于膝关节的半月板能够发挥许多功能，例如，分散压力、减震、维持膝关节稳定、膝关节本体感觉和润滑关节。半月板的缺损意味着股骨髁与半月板接触面的减小，随之而增大了关节面的接触压力，从而导致软骨磨损并在 10 年内逐渐消失[6-9]。半月板移植的基本原则是，恢复关节解剖结构，重新安置一个和原来的半月板具有同样特性的内植物。

同种异体移植的半月板应该能够延缓或者最好能防止膝关节炎的发生。

由于移植物固定技术的提高和同种异体半月板移植适应证范围的扩大，近来半月板移植的需求有所增加。

骨骼肌肉组织捐献的限制和捐赠者年龄造成了可供移植的半月板组织短缺。术中最合适的半月板移植操作和固定可以避免组织浪费和提高手术效果。

3.1.1 组织库机构

半月板移植涉及人体组织，因此它受欧盟人体组织准则的管控，该准则规定了人体组织和细胞的捐献、获取、检测、处理、保存、存储和分配的质量和安全标准[10-12]。大多数大型组织库可涵盖从材料获取到

移植交接的整个过程[13, 14]。

3.1.2 捐赠者筛选

3.1.2.1 知情同意

任何人体组织的获取都要符合欧盟人体组织准则的规定，包括组织捐献、捐赠者筛选和组织安全性。在每个国家，欧盟人体组织准则必须转换成为一项至少同等水平需求的国家法律。每个国家都有可能因地制宜地附加一条或多条的法律条款。在欧洲的每个国家，国家的权力机关控制着组织库的运营。

半月板取自年轻的成人捐赠者。根据国家法律和欧洲管理条例来得到组织获取的许可。

在比利时，组织捐赠知情权是默认同意的。若捐赠者没有在国家注册局登记过不同意，则其组织获取是被允许的。尽管如此，通常还是会寻求近亲的知情同意。

捐赠者和受赠者之间的匿名性是一个重要的原则，但是仍可通过一个独特的捐赠者代码来达到可追溯性[12]。

3.1.2.2 捐赠者筛选

捐赠者的入选应遵循欧盟或者国家官方制定的标准和准则，或者是美国组织库协会（AATB）和欧洲骨骼肌肉移植协会（EAMST）等组织库协会制定的标准和准则。这些标准会列出一系列可能提示捐赠者存在疾病传播风险的情况[11, 12, 15–17]。对医疗档案和捐赠者体格评估进行彻底的检查是十分有必要的。

欧洲标准与美国标准有两点不同[10, 11, 15, 16]。在欧洲，癌症病史是一条排除标准，而在美国却非必然。在欧洲，必须是捐赠者死亡24小时内，冷藏时间少于6小时的遗体才能进行组织获取；而在美国，死亡后冷藏之前间歇不超过15小时的遗体都能被接受。在组织获取前会对捐赠者进行疾病传播筛查。如果在死亡前48小时内捐赠者接受过大量（＞2000mL）血液、成分血或血浆容量扩充剂输注，则需要检测输血前血液样本，因为稀释的捐赠者血浆携带有假阴性结果的风险。

HIV-1和HIV-12（两种抗体检测和P24抗原检测）、HTLV-1（抗体）、乙肝（表面抗原HBs和核心抗体HBc）、丙肝（抗体）和梅毒（抗体）

需要系统性筛查。在病毒的潜伏期可以采取附加的安全措施来筛查潜在的假阴性结果，即通过使用核酸检测技术来检测肝炎病毒和 HIV（NAT）。这种试验在病毒量显著减少的血清学窗口期也能起作用[17-19]。此外，在移植后的 3 个月通过筛查器官接受者是否有疾病传播[17]，也可获得关于捐赠者器官组织的另一种安全性反馈。

建议进行血培养，因为这能反映获取组织中细菌的属性[20, 21]。

在组织获取过程中和获取后，应将获取组织的样本置于巯基乙酸盐液体培养基中以便排除细菌污染[14, 22]。这些样本将进行为期至少 7 天的培养来检测需氧菌、厌氧菌和真菌。

3.1.2.3 获取

从多器官捐赠者中获取组织，应由一个包括 3~4 名受过专业训练的个人组成的团队在手术室的无菌条件下进行，其中要有一名骨科医生。在挑选可存活的半月板或骨软骨移植物时，捐赠者最好在 45 岁以下。获取组织时，仔细检查将决定获取后软骨和半月板表面的质量。在日常实践中，捐赠者的年龄并不是主要的决定性因素：因为年轻患者的组织也可能存在创伤后或骨关节炎改变，而 45 岁以上的捐赠者中有时却可能找到合适的软骨或半月板。

我们的惯例是，去除胫骨平台上 1cm 厚的部分（图 3.1）。然后将胫骨平台中间部分分成两半，注意不要破坏半月板的附着点（图 3.2）。

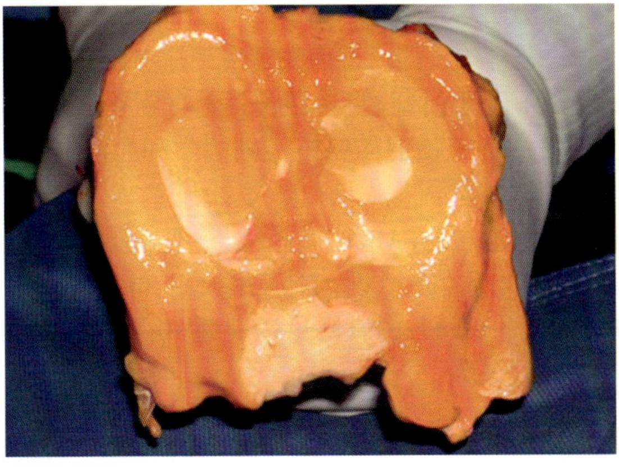

图 3.1 获取的半月板（骨质未锯前）。

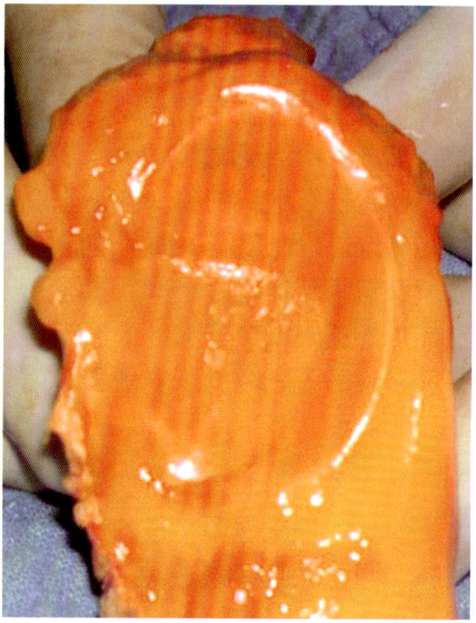

图 3.2 获取的带骨性支撑的半月板。

3.1.2.4 风险和建议

骨和组织移植物可能传播病毒至受赠者[23-28]。只要严格遵循捐赠者筛选指南，同时通过对捐赠者的医疗史和血液检测进行筛查，通过组织传播的病毒性疾病风险是非常低的。HIV 传播的理论风险常低于 1/100 万，而在经过选择和血清学筛查的捐赠者中，未经处理的组织传播 HCV 的风险仅为 1/20 万[29-31]。

对于经过处理的组织，如经过彻底的生理盐水冲洗、洗涤剂充分洗涤和照射后的松质骨，其理论风险将会更低，平均会降低两个数量级[26, 30]。

外科医生在使用移植物前需要核实细菌学和血清学结果，同时应告知患者将要使用的移植物。

在骨或软组织移植之前，ABO 血型分型并不是强制要求的。另一方面，如果受赠者是一名计划怀孕的女性，则必须检测 Rh 因子[32, 33]。已经证实，在 Rh 阴性的患者中，0.5mL 的骨髓足以引起 Rh 免疫。而像半月板这样的软组织则没有这种风险。

3.1.3 移植物的大小

通常根据围术期检查和标准 X 线测量来决定移植物的大小。

为了在围术期准确确定移植物的大小，我们需要测量半月板的前后径、内外径，以及半月板前部、内侧部、后部的宽度[34]。所有测量数据均记录在标准测量图上，并按样本大小在组织移植库中进行分类，以便于提供尺寸合适的半月板移植物（图 3.3）。

然而，获取标准的 X 线片非常困难。如果缺乏标准正位或侧位片，会导致测量不准确性明显增加（图 3.4 和图 3.5）[35]。

由于 MRI 在骨组织中的应用优势还不是很明显，所以常规不使用 MRI。另外，在常规的组织库策略或移植术前规划中，MRI 不易常规应用[35-37]。

成功的半月板移植需要捐献者与受赠者的半月板尺寸大小精确匹配。术中数字影像的应用对移植的成功可能有所帮助[38, 39]。

3.1.4 移植物类型

根据保存的方法，有四种不同的同种异体半月板：新鲜半月板、含有防冻剂的冻存半月板、无防冻剂的冻存半月板、冻干半月板。新鲜和

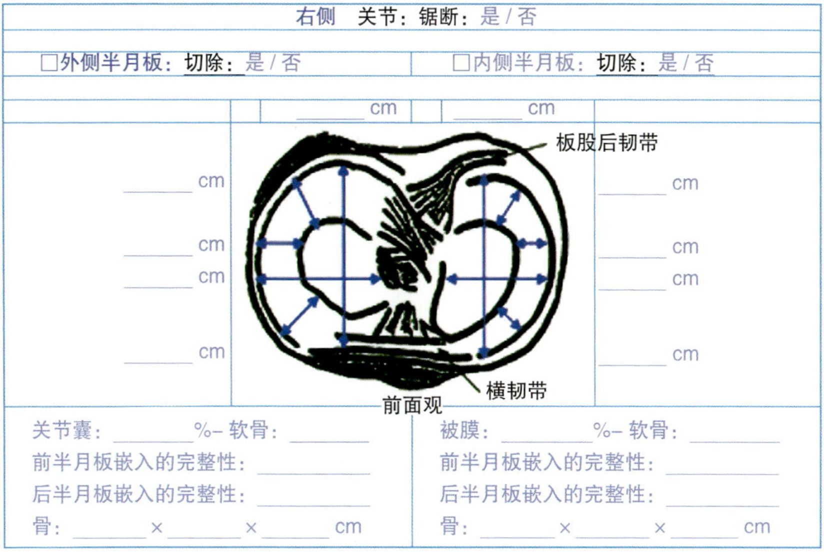

图 3.3　移植物尺寸测量。图为手术室使用的标准尺寸图。

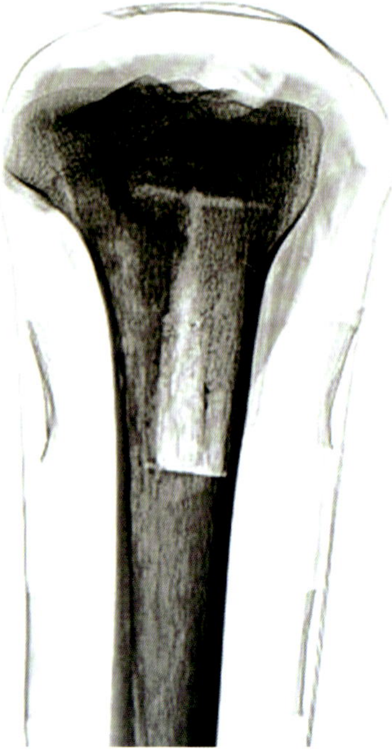

图 3.4　保留半月板的胫骨后的标准正位片。

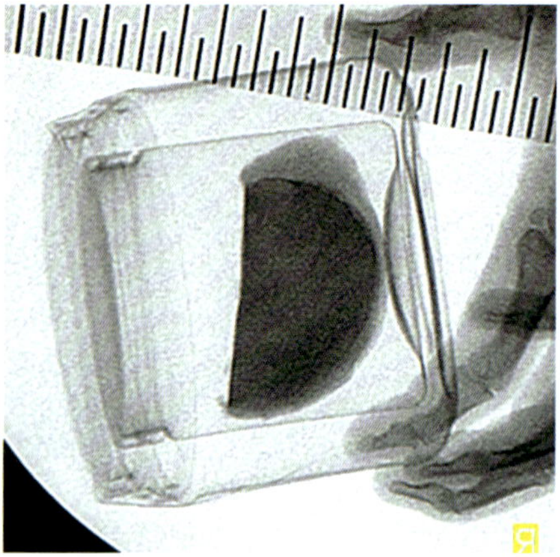

图 3.5　取出后的半月板额面像。

冻存半月板在移植时可能仍然含有一些存活的细胞，而冻干和深冻的半月板则不然，通常被视为无细胞组织[40, 41]。

新鲜半月板可用于存活的半月板同种异体移植。为了最大限度保存新鲜半月板活力，我们需在捐献者死后12小时内取下捐献的半月板。

取出的移植物会放在无菌生理盐水中浸泡冲洗，然后放置于含有20%受体血清的培养皿中。最后储存在37℃的恒温环境中培养[41,42]。记录新鲜移植物植入后的存活能力[41,43]。因为培养的半月板在体外能够产生一些细胞外基质成分，同样也可在体内合成相似的成分。然而，这些细胞功能在体内的持续时间依然不明。在山羊模型中，DNA检测提示来自存活的新鲜半月板的细胞最多只能存活1个月[44]。不过，Verdonk等人却证明，一些供体细胞在移植之后可存活64个月[43]。

那些接受新鲜的半月板移植物的受赠者是不需要使用免疫抑制剂的，但是受赠者的免疫反应对于临床结果影响的重要性依然是未知的[45]。所以，到目前为止，存活的半月板移植物对于冻存的半月板来说并没有显示出明显的优势。

冷冻保存的半月板移植物会浸泡在包含类似二甲基亚砜（DMSO）的冻存保护剂及抗生素的培养基里面。放入培养基之后，在降温冷冻的过程中会尽量减少移植物细胞的损伤，储存温度控制在-196℃。即使这种冷冻保存的移植物在解冻之后仍然有存活的细胞，但是这些细胞能否长期存活仍不得而知[46]。

新鲜冷藏的半月板移植物在取得后会浸泡在含有抗生素（利福平，1.2g/L）的生理盐水中。随后，这些移植物会在无菌条件下包装起来放入-80℃的冰箱中，最长可保存5年。在手术中，这些移植物会再次浸泡于抗生素（利福平）溶液中，抗生素会以类似于骨质中释放的方式从移植物中逐渐释放至少3周[30,47]。

不管冷冻的温度高低，在冷冻的过程中如没有像照射之类的物理方法处理，是不会改变组织原来的力学性能的[48,49]。

在欧洲，深低温冷冻的人体组织最长冷藏时间限定为5年[17]。

冻干移植物：冷冻干燥法是指在真空和低温的条件下干燥组织的方法，是一种适合在使用抗冻剂后保存细胞活性的方法，就像保存疫苗一样。使用无防冻剂的冷冻干燥法可去除无活力的干燥组织[30,50]。冷冻干燥法仅是一种保存方法而不是消毒方法。

从后勤储运的观点来看，冷冻干燥法是有益的，因为冻干的组织可以储存在室温中。除此之外，从免疫学角度来说，冷冻干燥法已经被证实优于冷藏保存法，因为冻干的组织不会引起免疫反应，至少在实验室环境中不会引起免疫反应[51]。

因为在无菌条件下冷冻干燥组织存在困难，所以还需要使用25kGy的射线进行照射。在临床应用中，干燥组织也需要经过照射完成最后的灭菌处理。联合使用冷冻干燥法和射线灭菌会对组织造成伤害，因为这会导致组织力学性能和细胞外基质的改变。从临床角度来说，经过冻干和照射的半月板移植物是不适于人体移植的[52–54]。

3.1.5 组织库的数据

我们的组织库一直致力于研究新鲜冷藏组织。表3.1总结了移植物从捐赠者到受赠者的过程。在过去的几年里，半月板移植物的需求大幅上升，比2000年增长20倍，2006年和2007年的年增长率达到45%。我们提倡使用深低温冷藏方法有以下几方面原因：①不会影响组织的力学性能；②即使在手术中发现组织是失活的，但试验情况证实移植物中宿主细胞出现了快速的再生长；③低温冷藏的组织可以保存5年；④对比组织培养，低温冷藏法需要的处理组织更少；⑤低温冷藏法允许外科医生根据自己的时间安排手术。在2007年，我们回顾了69例从我们组织库获得的新鲜冻存的半月板移植物，并随访了2年。在这69例移植物中，60%是通过外周缝合固定的，22%使用了一枚挤压螺钉，18%使用了两枚挤压螺钉。术后使用心理评分评估膝关节情况，Tegner活动评分[55]增加了4分，移植物术后功能较术前改善65%。Lysholm评分从术前平均72分改善至术后最终随访的90分。患者手术满意度调查显示，90%感觉优良，8%感觉尚可，仅有2%感觉不满意。我们共处理了4例并发症，其中3例撕裂，1例感染。

显然，对于半月板移植来说，新鲜冷藏的移植物更安全可靠。

表 3.1 移植物使用流程。

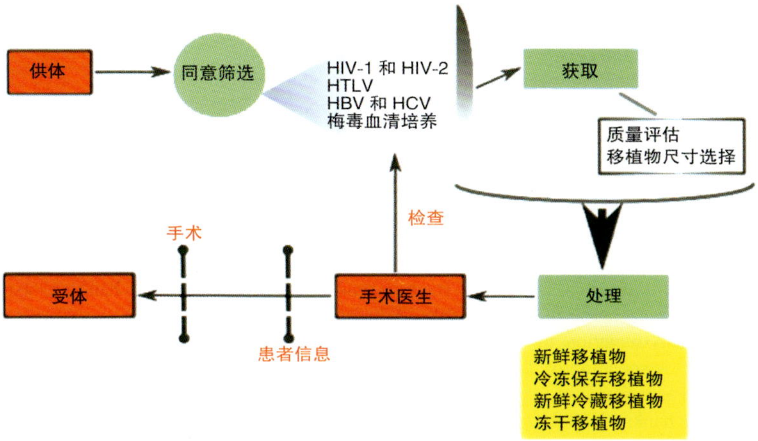

（朱伟民　姜骆永　陈锦富　彭亮权 译）

参考文献

1. Allen PR, Denham RA, Swan AV (1984) Late degenerative changes after meniscectomy. Factors affecting the knee after operation. J Bone Joint Surg Br 66:666–671
2. Fairbank TJ (1948) Knee joint changes after meniscectomy. J Bone Joint Surg Br 30-B: 664–670
3. Johnson RJ, Kettelkamp DB, Clark W et al (1974) Factors effecting late results after meniscectomy. J Bone Joint Surg Am 56:719–729
4. McNicholas MJ, Rowley DI, McGurty D et al (2000) Total meniscectomy in adolescence: a thirty-year follow-up. J Bone Joint Surg Br 82-B:217–221
5. Tapper EM, Hoover NW (1969) Late results after meniscectomy. J Bone Joint Surg Am 51:517–526
6. Bourne RB, Finlay JB, Papadopoulos P et al (1984) The effect of medial meniscectomy on strain distribution in the proximal part of the tibia. J Bone Joint Surg Am 66:1431–1437
7. Krause WR, Pope MH, Johnson RJ et al (1976) Mechanical changes in the knee after meniscectomy. J Bone Joint Surg Am 58:599–604
8. Levy IM, Torzilli PA, Warren RF (1982) The effect of medial meniscectomy on anterior-posterior motion of the knee. J Bone Joint Surg Am 64:883–888
9. Shoemaker SC, Markolf KL (1986) The role of the meniscus in the anterior-posterior stability of the loaded anterior cruciate-deficient knee. Effects of partial versus total excision. J Bone Joint Surg Am 68:71–79
10. Official journal of European Union (2004) Directive 2004/23/EC of the European Parliament and of the council of 31 march 2004 on setting standards of quality and safety for the donation, procurement, testing, processing, preservation, storage and distribution of human

tissues and cells
11. Official Journal of European Union (2006) Commission Directive 2006/17/EC of 8 February 2006 as regards certain technical requirements for the donation, procurement and testing of human tissues and cells
12. Official journal of European Union (2006) Commission Directive 2006/86/EC of 24 October 2006 as regards traceability requirements, notification of serious adverse reactions and events and certain technical requirements for the coding, processing, preservation, storage and distribution of human tissues and cells
13. Friedlaender GE, Mankin HJ (1981) Bone banking: current methods and suggested guidelines. Instr Course Lect 30:36–55
14. Tomford WW, Doppelt SH, Mankin HJ et al (1983) 1983 bone bank procedures. Clin Orthop Relat Res 174:15–21
15. American Association of Tissue Banks (1984) Standards for tissue banking, 1st edn. American Association of Tissue Banks, Arlington
16. American Association of Tissue Banks (2008) Standards for tissue banking, 12th edn. American Association of Tissue Banks, McLean
17. European association of musculoskeletal transplantation (EAMST) and European association of tissue banks (EATB) (1997) Common standards for musculoskeletal tissue banking. Vienna, Austria
18. Burtonboy G, Delloye C (1996) Polymerase chain reaction in cadaveric blood and tissues. Transplant Proc 28:2927–2928
19. Lelie PN, Zaaijer HL, Cuypers HT (1996) Risk of virus transmission by tissue, blood, and plasma products. Transplant Proc 28:2939–2939
20. Deijkers RL, Bloem RM, Petit PL et al (1997) Contamination of bone allografts: analysis of incidence and predisposing factors. J Bone Joint Surg Br 79:161–166
21. Deijkers RL, Vehmeyer SB, Veen MR et al (1995) 5-year experience with a central bone bank. Ned Tijdschr Geneeskd 139:622–626
22. Tomford WW, Thongphasuk J, Mankin HJ et al (1990) Frozen musculoskeletal allografts. A study of the clinical incidence and causes of infection associated with their use. J Bone Joint Surg Am 72:1137–1143
23. Buck BE, Resnick L, Shah et al (1990) Human immunodeficiency virus cultured from bone. Implications for transplantation. Clin Orthop Relat Res 251: 249–253
24. Campbell DG, Li P, Oakeshott RD (1996) Hiv infection of human cartilage. J Bone Joint Surg Br 78:22–25
25. Center for Disease Control (1988) Transmission of hiv through bone transplantation: case report and public health recommendations. MMWR Morb Mortal Wkly Rep 37:597–599
26. Conrad EU, Gretch DR, Obermeyer KR et al (1995) Transmission of the hepatitis-c virus by tissue transplantation. J Bone Joint Surg Am 77:214–224
27. Simonds RJ, Holmberg SD, Hurwitz RL et al (1992) Transmission of human immunodeficiency virus type 1 from a seronegative organ and tissue donor. N Engl J Med 326:726–732
28. Tomford WW (1995) Transmission of disease through transplantation of musculoskeletal allografts. J Bone Joint Surg Am 77:1742–1754
29. Buck BE, Malinin TI, Brown MD (1989) Bone transplantation and human immunodeficiency virus. An estimate of risk of acquired immunodeficiency syndrome. Clin Orthop Relat Res 240:129–136
30. Delloye C, Naets B, Cnockaert N et al (2004) Harvest, storage and microbiological safety of bone allografts. In: Marcel Dekker Inc. Impaction bone grafting in revision arthroplasty.

New-York
31. Eggen BM, Nordb SA (1992) Transmission of HCV by organ transplantation. N Engl J Med 326:411
32. Jensen TT (1987) Rhesus immunization after bone allografting. A case report. Acta Orthop Scand 58:584–584
33. Johnson CA, Brown BA, Lasky LC (1985) Rh immunization caused by osseous allograft. N Engl J Med 312:121–122
34. McDermott ID, Sharifi F, Bull AMJ et al (2004) An anatomical study of meniscal allograft sizing. Knee Surg Sports Traumatol Arthrosc 12:130–135
35. Shaffer B, Kennedy S, Klimkiewicz J et al (2000) Preoperative sizing of meniscal allografts in meniscus transplantation. Am J Sports Med 28:524–533
36. Haut TL, Hull ML, Howell SM (2000) Use of roentgenography and magnetic resonance imaging to predict meniscal geometry determined with a three-dimensional coordinate digitizing system. J Orthop Res 18:228–237
37. Stone KR, Stoller DW, Irving SG et al (1994) 3D MRI volume sizing of knee meniscus cartilage. Arthroscopy 10:641–644
38. Dienst M, Greis PE, Ellis BJ et al (2007) Effect of lateral meniscal allograft sizing on contact mechanics of the lateral tibial plateau: an experimental study in human cadaveric knee joints. Am J Sports Med 35:34–42
39. Haut TL, Hull ML, Rashid MM et al (2004) The sensitivity of tibiofemoral contact pressure to the size and shape of the lateral and medial menisci. J Orthop Res 22:807–814
40. Cole BJ, Carter TR, Rodeo SA (2003) Allograft meniscal transplantation: background, techniques, and results. Instr Course Lect 52:383–396
41. Verdonk R (2002) Meniscal transplantation. Acta Orthop Belg 68:118–127
42. Verdonk R, Kohn D (1999) Harvest and conservation of meniscal allografts. Scand J Med Sci Sports 9:158–159
43. Verdonk P, Demurie A, Almqvist K et al (2005) Transplantation of viable meniscal allograft. J Bone Joint Surg Am 87:715–724
44. Jackson DW, Whelan J, Simon TM (1993) Cell survival after transplantation of fresh meniscal allografts. DNA probe analysis in a goat model. Am J Sports Med 21:540–550
45. Goble EM, Kohn D, Verdonk R et al (1999) Meniscal substitutes. Human experience. Scand J Med Sci Sports 9:146–157
46. Fabbriciani C, Lucania L, Milano G et al (1997) Meniscal allografts: cryopreservation vs deep-frozen technique. An experimental study in goats. Knee Surg Sports Traumatol Arthrosc 5:124–134
47. Hernigou P, Glorion C, Girard-Pipau F et al (1992) Libération in vitro et in vivo des antibiotiques à partir des greffes osseuse. Rev Chir Orthop 78(suppl 1):217
48. Jackson DW, Grood ES, Wilcox P et al (1988) The effects of processing techniques on the mechanical properties of bone-anterior cruciate ligament-bone allografts. An experimental study in goats. Am J Sports Med 16:101–105
49. Pelker RR, Friedlaender GE, Markham TC et al (1984) Effects of freezing and freeze-drying on the biomechanical properties of rat bone. J Orthop Res 1:405–411
50. Delloye C, De Halleux J, Cornu O et al (1991) Organizational and investigational aspects of bone banking in belgium. Acta Orthop Belg 57(Suppl 2):27–34
51. Friedlaender GE, Strong DM, Sell KW (1976) Studies on the antigenicity of bone. Freeze-dried and deep-frozen bone allografts in rabbits. J Bone Joint Surg Am 58:854–858
52. Milachowski KA, Weismeier K, Wirth CJ (1989) Homologous meniscus transplantation. Experimental and clinical results. Int Orthop 13:1–11

53. Yahia LH, Drouin G, Zukor D (1993) The irradiation effect on the initial mechanical properties of meniscal grafts. Biomed Mater Eng 3:211–221
54. Yahia L, Zukor D (1994) Irradiated meniscal allotransplants of rabbits: study of the mechanical properties at six months postoperation. Acta Orthop Belg 60:210–215
55. Briggs K, Kocher M, Rodkey W et al (2006) Reliability, validity, and responsiveness of the Lysholm knee score and Tegner activity scale for patients with meniscal injury of the knee. J Bone Joint Surg Am 88:698–705
56. Pereira BJ, Milford EL, Kirkman RL et al (1991) Transmission of hepatitis C virus by organ transplantation. N Engl J Med 325:454–460
57. Simonds RJ (1993) Hiv transmission by organ and tissue transplantation. AIDS 7(2):S35–8-S35–8

第 4 章　手术技术

R. Verdonk, P. Verdonk, P. E. Gelber, H. Pereira, J. Espregueira-Mendes, J. C. Monllau

4.1 开放手术技术

4.1.1 术前注意事项

与深低温同种异体半月板不同，新鲜同种异体半月板从获取到移植过程的时间间隔是有严格限制的。移植新鲜同种异体半月板意味着需要保持捐献组织的活性，这就需要在获取组织后于体外立即保存。半月板移植物的尺寸是移植手术正确实施的关键。如果进行深低温同种异体半月板移植，则需要在校准后的 X 线下对受体的胫骨平台内外和前后径进行测量，并将数据反馈到组织库获得相应尺寸的半月板。由于只有一个供体和数量有限的受体，进行新鲜半月板移植更受限于大小的匹配，最合适的受体选择应基于相对应的供体 – 受体身高和体重标准。一旦患者被认为适合进行新鲜半月板移植手术，需要获取 30~50mL 自体血清并冰冻在 –21℃。在我们研究中心进行新鲜同种异体半月板移植的等候时间平均为 2 个月（14 天至 6 个月）。一旦获得合适大小的同种异体半月板，将会通知患者并在 14 天内进行半月板移植手术。

4.1.2 手术技术

4.1.2.1 介绍

本章主要介绍内侧和外侧半月板移植的手术技术：开放手术和关节镜辅助手术。这两种手术技术都是将移植半月板所附着的软组织缝合在原来半月板的边缘上使之固定。另外，在关节镜手术中，半月板前后角是通过经骨道方法来固定的。而在开放手术中，半月板前角放一个标签用于软组织 – 骨固定。

4.1.2.2 麻醉与手术准备

以下阐述的内容均适用于开放手术和关节镜手术。

麻醉方式的选择需要综合考虑医生、麻醉师和患者三方面，并取决于患者的年龄、并发症和麻醉史。我们研究中心更倾向于全身麻醉。

患者在手术台上取仰卧位。屈膝 90°，下肢外侧固定架放置在止血带的高度。如果术中需要保持下肢屈膝 90° 或 110°，可以使用一个脚座来维持。入路及切口标记后，下肢驱血，打止血带，使用葡萄糖酸氯己定乙醇溶液（Hibitane, Regent Medical Overseas Limited, Manchester, UK）消毒至大腿中部。

4.1.2.3 开放手术的同种异体半月板准备

与其他既往的文献报道一样，同种异体半月板移植物放在一个特制的软木板上并由三个 25G 针头固定[1]。使用手术刀片将半月板 – 滑膜结合部的滑膜组织分离去除。

半月板移植物的上表面用亚甲基蓝的标记笔予以标记。

将半月板移植物固定在一个特制的缝合器上（缝合器 A），在半月板的后角、体部和前角使用 2/0 聚对二氧环己酮外科缝合线（PDS Ⅱ双针缝线，Ethicon，Somerville，NJ，USA）或者 2/0 不可吸收聚丙烯缝合线（聚丙烯双针缝线，Ethicon，Somerville，NJ，USA）水平褥式缝合，间距 3~5mm。高年资医生（RV）喜欢使用 2/0 聚丙烯缝线缝合后角，因为这种缝线所带的缝针更小，在比较狭窄的后关节间隙中更好操作。缝合线固定在缝合器上，从后往前依次缝合。通常需要 6~8 针才能完全覆盖半月板。

4.1.2.4 同种异体半月板移植开放手术

屈膝 90°，在髌旁内侧或外侧做一个约 8cm 的切口到达所操作的膝关节间室。切开关节囊，半月板前角残留组织予以切除。

进行外侧半月板移植手术时，要将骨膜下髂胫束远端止点松解。为了进一步打开外侧间室，在股骨侧进行弧形截骨，使外侧副韧带（LCL）

和腘肌腱（PT）剥离下来（图 4.1）。预先在弧形截骨骨块中心钻取 2.7mm 的骨道定位，有利于螺钉和垫片的复位固定。按顺时针方向从 8 点钟到 4 点钟方向截取深 1.5cm 的圆锥形骨块。用骨钳将骨块轻轻地提起，然后使用骨凿将骨块从下方 4 点钟到 8 点钟方向进行截骨。屈膝 70°~90°，足部跨过对侧下肢做“4”字形体位，外侧关节间隙便可轻松地打开 1~2cm。

进行内侧半月板移植手术时，将内侧副韧带的股骨止点进行截骨剥离[2]。在股骨内上髁水平位置使用一把直骨凿进行片状截骨（0.5~1cm 厚），以保持内侧副韧带后方软组织的连续性。将膝关节轻轻地外翻，内侧间室便可以在可控制的姿势下被打开。

半月板残余组织的前角通常使用手术刀进行修整，以获得稳定的边缘，其后角通常通过关节镜镜下操作进行修整。大多数情况下，半月板后角止点仍然是完整的，并且与胫骨平台连接完好。半月板后角止点也需要修整，以便与移植半月板相匹配。术中需要注意半月板的边缘，因为它作为一个牢靠的外壳包绕内侧或外侧膝关节间室。

半月板残余组织水平前方用一把小蚊式钳钳夹作为移植半月板固定水平的标记。接着，将准备好的新鲜的同种异体半月板引入到膝关节间室。按顺序采用全内技术从后往前，一针一针从下到上穿过半月板边缘缝合，接着使用另一个缝合器（缝合器 B），依次从后往前进行缝合。外侧同种异体半月板需要缝合在腘肌腱上。关节镜随访发现，腘肌腱裂孔会自然地重现。半月板前角止点在这一步是不缝合的。一旦缝合

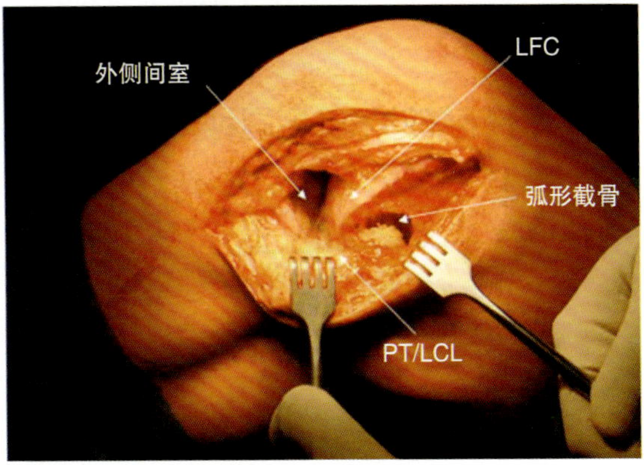

图 4.1 同种异体半月板移植开放手术。为进一步打开外侧间室，在股骨外髁（LFC）进行弧形截骨使外侧副韧带（LCL）和腘肌腱（PT）剥离下来。

器 A 依次从半月板边缘（和腘肌腱）缝合至缝合器 B，随后便可轻轻地从后往前拉紧缝线将同种异体半月板移植物引入关节间室内。总之，这一手术步骤需要一步步地进行，从而使得同种异体半月板移植物与半月板边缘完好匹配。然后将线结拉紧并剪断剩余缝线。通常需要使用缝线驱动器或推结器以拉紧后侧的缝线。将膝关节再次屈膝 90°，将附着外侧副韧带和腘肌腱的骨块复位，并使用一枚 35mm 或 40mm 的带 2.9mm 垫片的 AO 松质骨螺钉固定。同种异体半月板前角使用一枚锚钉固定（GII，Depuy Mitek，Raynham，Massachussetts，USA）于胫骨平台。止血后，Hoffa 脂肪垫和关节囊使用 1/0 薇乔线（Ethicon，Somerville，NJ，USA）交叉缝合关闭伤口。

4.2 无骨栓的关节镜技术

将新鲜的同种异体半月板移植物放在一个特制的软木板上并由三个 25G 针头固定。使用手术刀片将半月板 - 滑膜结合部的滑膜组织予以分离去除。

同种异体半月板的上表面使用亚甲基蓝的标记笔予以标记。

使用不可吸收的高强线（Fibre wire，Arthrex，Naples，USA）穿过同种异体半月板的前角和后角。通常采用 3 针锁边缝合同种异体半月板前后角的内外缘。另外，使用不可吸收缝线（Ethibond 2/0，Somerville，NJ，USA）在半月板的后内侧或后外侧角增加垂直缝合。对于外侧半月板，后外侧缝合位置正好位于腘肌腱裂孔处，因为此处为关节镜手术中的标记（图 4.2）。

4.2.1 关节镜辅助下外侧同种异体半月板移植

常规建立前内、前外入路。附加前内入路尽量靠内侧，以便清理和切除原始半月板前角部分。使用刨刀和篮钳清理半月板残余组织至半月板边缘水平。

把改良的前交叉韧带（ACL）定位器通过内侧入路置于 ACL 后面的外侧半月板后角的解剖位置，这个定位器带有一个扁平的尖端（图 4.3）。先打入定位导针，然后使用 4.5mm 的钻钻取骨道。将一根双环

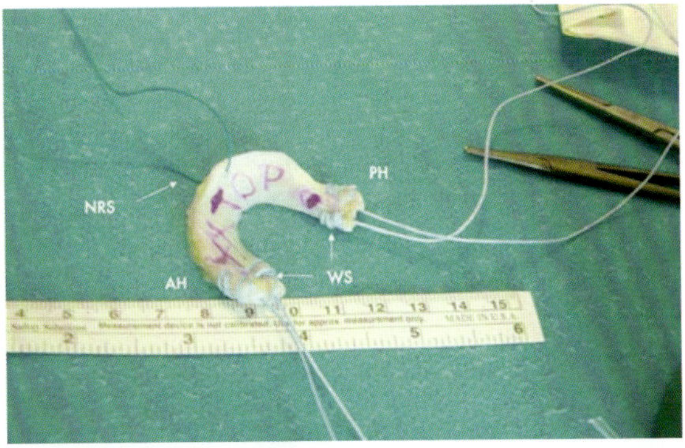

图 4.2　关节镜半月板移植手术中外侧同种异体半月板的准备。半月板前角（AH）和后角（PH）的内外缘进行锁边缝合（WS）。在腘肌腱裂孔的后外侧角处用不可吸收缝线（NRS）垂直缝合。

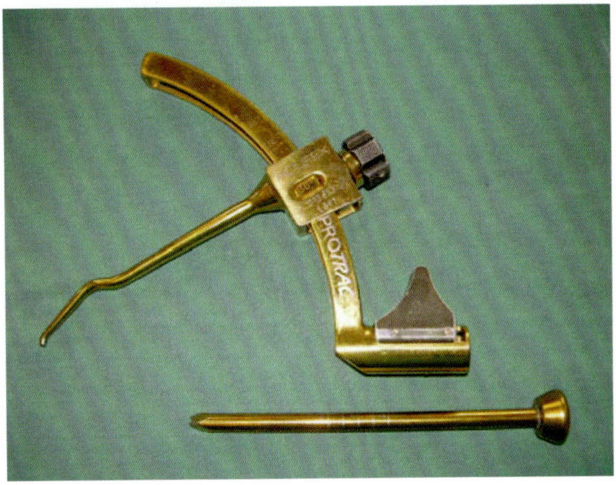

图 4.3　改良的 ACL 定位器，带有一个扁平的尖端。通过内侧入路置于 ACL 后面的外侧半月板后角的解剖位置。

钢丝从骨道外口引入骨道进入关节内，关节镜抓线钳将钢丝从外侧入路抓出。接着，分两次分别在外侧副韧带和腘肌腱正前方置入缝合钩（Acupass，Smith and Nephew，Memphis，Tennessee，USA）：一个在原始半月板边缘的下方，另一个在半月板边缘的上方（图 4.4）。通过外侧入路抓取环状钢丝并将其拉出体外。接着通过用双环钢丝和穿过钢丝的双股缝合线牵拉后角和后外侧的拉力缝线。将预先准备好的外侧同种异体移植物通过持续牵拉后角和后外侧的拉力缝线从扩大的外侧入路迅速引入外侧间室。注意：在牵引过程中应避免出现移植物的翻转以及牵引线的缠结。使用通过后角的双环钢丝可以大大减少牵引线缠结的风险。

此时，应准确定位移植半月板的后角。它的位置可以通过牵拉后角

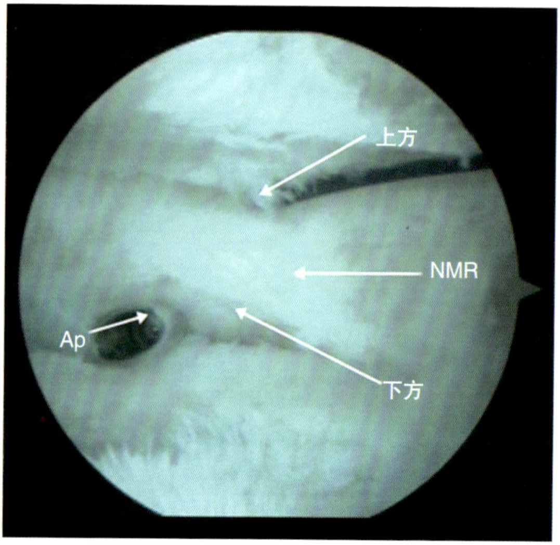

图 4.4 用缝合钩（Acupass® Ap）由外向内缝合两次，前方到 LCL 和 PT，上下分别是原始半月板边缘（NMR）。

或后外侧的牵引线向后角或后外侧方向迁移。用 1~2 个半月板全内缝合器（Fastfix，Smith and Nephew，Memphis，Tennessee，USA）将移植物固定在半月板边缘。先固定后外角。然后使用 Ethibond 2/0 缝线由内向外将移植物固定。前角用 PDS 线或 Ethibond 2/0 缝线向外缝合固定移植物。

在缝线打结之前，前角也需要牵引进入膝关节，如同后角一样仔细识别前角的止点并进行准备。如果必要的话，它的位置可以稍做调整。和后角的过程相似，需要准备前方孔道并且牵拉牵引线。

首先，将半月板由内向外的缝线打结。然后，将前后角的牵引线彼此打结跨过胫骨前内侧的骨桥。这个过程通过牵引前后角的缝合线，减少了关节囊的拉伸以及将自体半月板边缘固定在半月板移植物上的风险。

4.2.2 关节镜辅助下内侧同种异体半月板移植

内侧同种异体半月板移植与外侧同种异体半月板移植的手术操作类似。然而步骤略有不同，本节中将做特别说明。

除了建立经典的前内侧和前外侧入路外，同时可使用辅助后内侧入路以判断原始内侧半月板后角的附着点（图 4.5）。使用相同的定位器钻取骨道。骨道开口应该位于胫骨的前外侧。这个方向更符合牵引的力线。

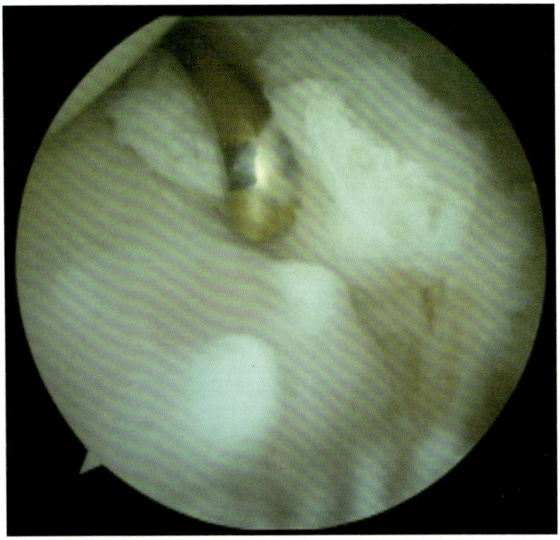

图4.5　通过后内侧入路进行关节镜下内侧半月板移植。ACL定位器跨过髁间窝置于正常内侧半月板后角止点。

与外侧半月板移植一样，使用后内侧的牵引线。然而在内侧，我们缺乏一个明确的解剖学标志，例如，外侧的腘肌腱裂孔。

正常的内侧半月板的前角可能在某些情况下非常靠前，导致前方骨道较短。

4.2.2.1 软组织和骨块固定的对比要点[3-7]

尽管一项近期的研究显示，骨固定与软组织固定具有类似的结果，但是众多尸体生物力学研究均证实，骨固定优于软组织固定。然而，如果移植方式不正确，并且同种异体骨可能会导致免疫原性增加，那么骨固定就有可能增加损伤软骨的风险。根据作者的经验，在骨固定中，完美的同种异体移植物大小匹配是至关重要的。骨栓或骨块固定位置不准确将导致软骨表面损伤。太小的移植物将导致缝线张力过高，可能出现软组织固定失败。因此，使用骨栓或骨块可限制移植物尺寸过大。多个分开的骨栓比单个骨块在移植过程中有更多潜在的优势，更加灵活多变。而且在外侧，单个大骨块有时会损伤ACL后外侧部分纤维。

目前，临床和（或）影像学尚没有显示出软组织或骨块固定之间存在差异。

4.2.3 康复

康复最初集中在训练关节的活动度，不能危害正在塑形和愈合中的移植物。因此，患者术后3周需要非负重，接下来3周开始部分负重（50%的体重）。术后第6周到第10周完全负重。支具的使用并不是必需的，它取决于患者的具体情况。同样，运动范围在前2周为0°~30°，之后每2周增加30°。

等长肌肉和同步收缩练习在术后第1天开始。然而，直抬腿在前3周内禁止。本体感觉训练3周后开始。

术后6周可以游泳，第12周后可以骑自行车，第20周时逐步开始跑步。

4.3 结论

总之，充分的证据表明，在掌握好适应证的前提下，同种异体半月板移植是处理半月板切除术后膝关节疼痛很好的治疗方式。大部分患者疼痛都明显缓解，关节功能得到显著提升。70%的患者得到持久的改善。基于X线片和MRI，患者软骨并未进一步退变，表明移植半月板存在潜在保护软骨的效果。研究报道表明，保守治疗对照组存在根本性的缺陷，难以起到真正软骨保护的效果。基于上述的结果，同种异体半月板移植在治疗半月板切除术后膝关节疼痛中不应再被视为试验性手术（表4.1）。

表4.1 国际软骨修复学会软骨损伤评估系统

0级	正常
1级	表面缺损，软化，裂缝或皲裂
2级	缺损，损伤厚度小于50%
3级	部分软骨缺失厚度大于50%，但低于100%
4级	完全缺失，软骨下骨暴露

4.4 使用骨栓的关节镜技术

同种异体半月板移植（AMT）的关键在于，使半月板切除术后的患者能够缓解膝关节疼痛和改善膝关节功能。正确的解剖定位和移植物的稳定固定是主要技术目标。尽管可通过清理周围软组织来保护移植物，但有尸体标本研究表明，当半月板移植物前后角被固定在胫骨上时负荷的传导性较好[7]。

在前后角采用骨栓或者单独一个骨桥就可以实现骨性固定。前者几乎是无创的，可能对胫骨髁间棘有保护作用。内侧半月板前角止点的类型存在很大变异性，当要置换原有半月板组织的时候，需要充分考虑这些变异性[8]。可通过骨道而不是使用骨桥来完成固定。然而，这对技术要求较高，因为胫骨骨道轻微的偏移就可能会导致半月板移植物功能不良[9]。骨桥技术可以更好地保留半月板各角之间原本的距离，并且可以估算出移植位置不正确所存在的风险。对于外侧半月板的移植，骨桥技术显得特别有用，因为外侧半月板的止点之间靠得很近，而且没有明显的变异。然而，它也是一种更具有创伤的技术，因为它会影响到胫骨髁间棘的完整性并且需要切除更多的骨质。

尽管内侧半月板移植普遍采用骨栓来完成，但更多的作者提倡在外侧半月板移植过程中使用骨桥技术。外侧半月板各角之间的距离小于 1cm 会更合适。因此，如果采用骨栓技术就可能会造成胫骨骨道的碰撞以及各角固定不牢固。内侧半月板移植也可以采用骨桥技术，但要求定位精准以免破坏 ACL 的胫骨止点。所以，如果同时行前交叉韧带重建，则可能发生骨槽和胫骨骨道之间的干扰。

本书作者提倡内侧半月板移植采用骨栓来完成，外侧半月板移植采用骨桥技术完成。

4.4.1 患者体位

建议无菌区准备好后，再给止血带充气。或者选择使用注水泵，它可在没有时间限制的情况下保持膝关节内的视野清晰。体位主要依靠外科医生的经验和偏好。根据我们的经验，患者取仰卧位会更方便操作。如果行内侧同种异体半月板移植，双膝应保持 90° 自由下垂。利用大腿后外侧垫通过施加外翻应力打开膝关节内侧间室。如果行外侧同种异体半月板移植，需要牵拉患肢。如果没有助手，可以摆“4”字形体位。

4.4.2 移植物的准备

内侧 AMT：在室温下经含抗生素的生理盐水解冻后，将半月板–滑膜结合部的残余滑膜组织切除，以便于移植物的引入和缝合。

在骨栓准备之前，用一枚 1.0mm 克氏针在各角中心钻孔。这些孔用于穿牵引线。置入一枚克氏针加速骨栓的获取并可防止孔道塌陷的发生。需要准备直径为 5~6mm、高度为 8~10mm 的骨栓，包括附着在胫骨侧的半月板组织。各角用锁边缝合的方法缝合固定，缝合也包含骨栓（通过预先钻好的孔道），从而使得移植物的插入以及骨栓进入预备好的骨道更容易（图 4.6）。

用记号笔在半月板上方和中后 1/3 处做标记，这有助于避免在植入期间移植物定位错误。第三条牵引线放置在后角和半月板体部之间的标记所在的连结处。这将非常有助于将准备好的移植物后角置于关节的后侧面。

AMT 获取后，用湿纱布包裹，浸泡在含有抗生素的生理盐水中，直到植入受体膝关节。

外侧 AMT：解冻并去除残余组织后，将带有半月板的半个胫骨平台置于工作台上（Meniscal Transplantion Set. Surgival. Paterna，Spain）（图 4.7）。用标记笔从前角至后角画一个 7~8mm 宽、10mm 高的骨桥，用小的骨锯及骨凿切取骨桥（图 4.8）。考虑到骨桥可提供良好的稳定性，所以没有必要预做胫骨骨道或在骨块上附加牵引线（图 4.9）。

和内侧半月板移植一样，准备移植物中后 1/3 的牵引线及上表面的标记。准备好后，同样用湿纱布包裹，浸泡在含有抗生素的生理盐水中，直到植入受体膝关节。

4.4.3 关节镜下手术操作

从标准的前外侧观察入路进行常规关节镜检查。根据需要移植的间室，做内侧入路及附加的辅助入路。清理残留的半月板，使得边缘稳定并保持血供良好。保留部分而不是完全清除半月板边缘非常重要，这样不但便于缝合，而且由于能维持半月板的环形张力，从而限制后期移植

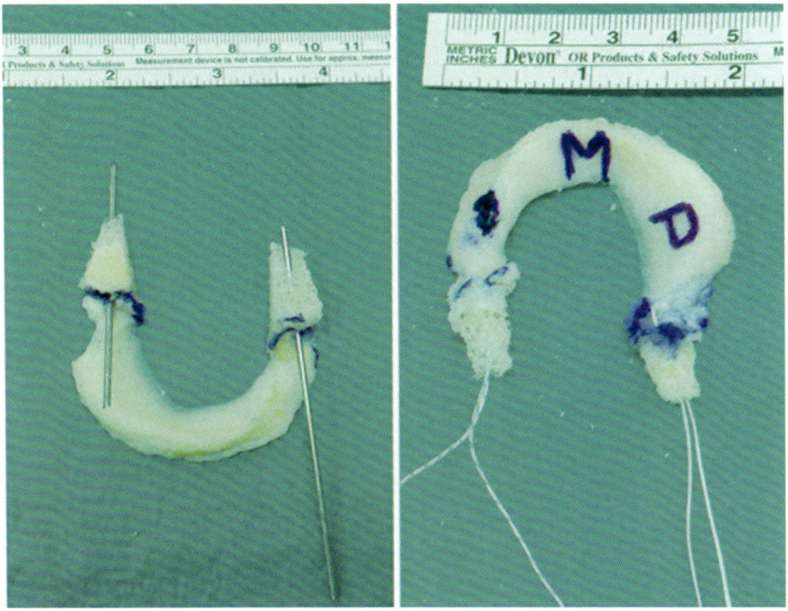

图 4.6 内侧半月板移植物的准备。图中显示克氏针穿过骨栓。

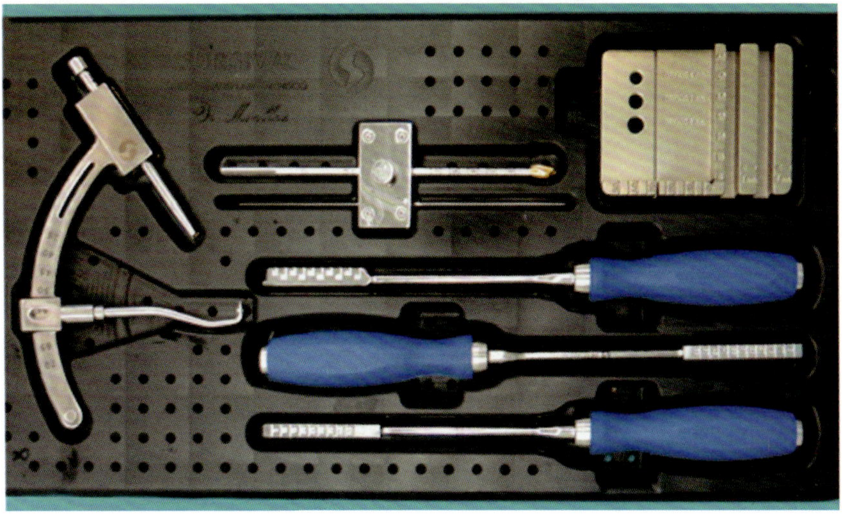

图 4.7 半月板移植的手术器械。

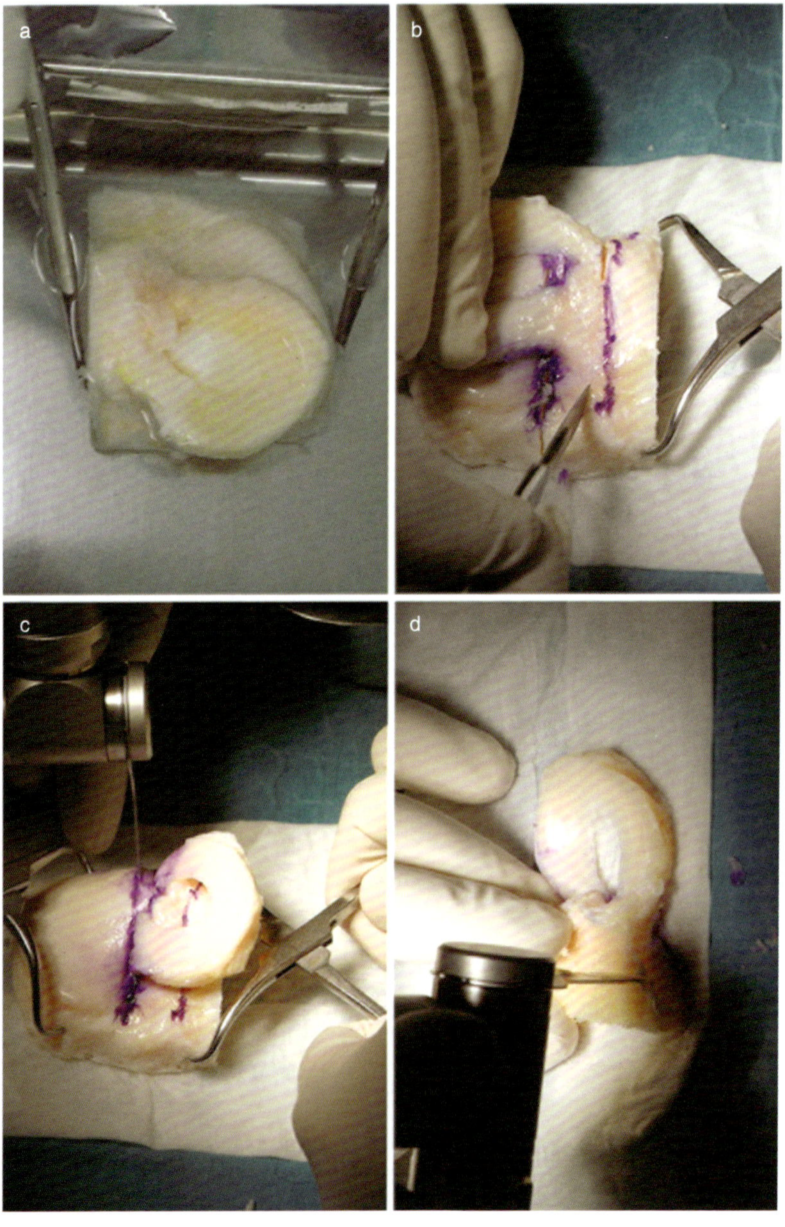

图 4.8 （a~d）显示外侧半月板移植物骨桥技术。

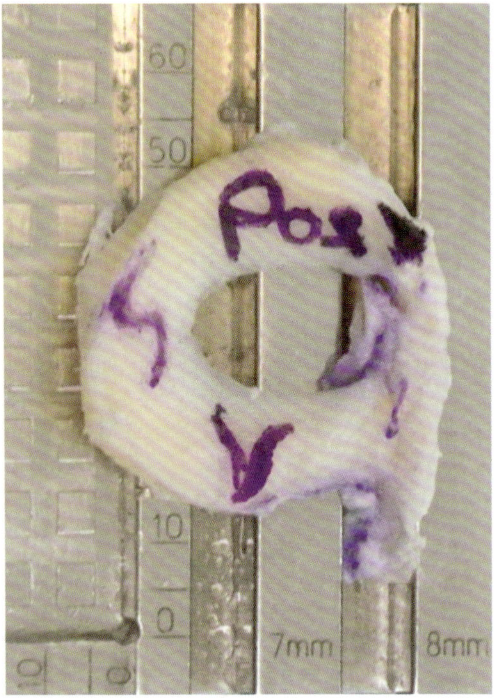

图 4.9　外侧半月板移植物的准备、标记和截取骨栓。

半月板的脱出。出于这个目的，作者推荐使用高频或射频进行有限的半月板清理。射频会在移植物周围形成一个滑膜坏死区域，这个区域很快会被新生的、血管化更好的滑膜覆盖，波浪状长入移植物，为其提供适当的营养[10, 11]。

如果胫骨髁间嵴突出，则会影响内侧半月板后角视野。这时可以用磨钻磨平，从而有足够的空间引入关节镜或胫骨定位器[12]。

4.4.4 骨固定

如果采用骨栓技术，半月板前后角的胫骨骨道位置必须准确。正如 Kohn 和 Moreno 描述的那样，它必须位于半月板的解剖止点位置[13]。用标准或改良的 ACL 胫骨定位器帮助钻取胫骨骨道，用两枚 18G 腰穿针采用由外向内技术将牵引线穿过残留半月板中后 1/3 交界处。这条线先从后内角拉回，将移植物牵引进入关节内，调整半月板后角。半月板角通过相应的胫骨骨道采用缝线缝合。然后扩大入路，拉紧缝线，将移植物简单地放置于移植床上。这些操作对于轻松将移植物引入非常重要。半月板根部和中后部牵引线的牵引力将 AMT 牢固地固定在原始部位，手术结束时，将胫骨皮质上的线相互打紧，从而固定骨栓。

骨桥手术需要用 bridge-in-slot 技术在胫骨平台上做一个骨槽[14]，该技术用一枚导针从前角至后角，然后钻孔，最后用 7mm 或 8mm 宽的骨刀修整形成骨槽（图 4.10）。骨槽的长度和宽度与移植物相匹配。作者

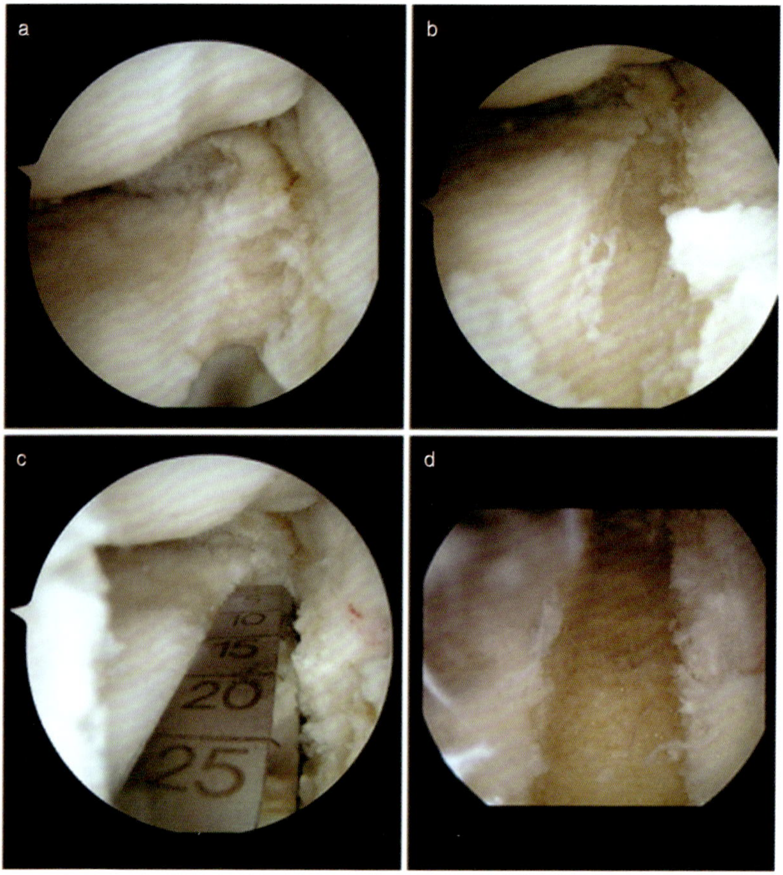

图 4.10 关节镜下观察外侧间室。使用骨凿 (a)、电钻 (b)、骨锉 (c) 制作出四边形的骨槽 (d)。

更愿意在钻孔后用骨锉逐步磨出骨槽。所有这些器械都是通过之前计划好的内侧或外侧入路进入关节内。可以采用所谓的钥匙孔技术，即让骨桥的横切面像一钥匙孔。扩大入路至 3~4cm，以便于移植物进入并移动骨栓（图 4.11）。如上所述，后外侧角的牵引线有助于将 AMT 复位。骨条可以用螺钉固定，或者像作者那样只要骨条和关节骨槽一致就不需固定。

最后，根据术者习惯，采用全内（FasT-Fix™ Suture System. Smith & Nephew，Inc.，Andover，MA 01810，USA）或者由内向外缝合移植半月板的后角和体部（图 4.12）。如果由内向外缝合，则必须加做后内和后外入路，以确保缝合安全。前角用 18G 腰穿针由外向内缝合会更好一些（图 4.13）。

可以放置关节内引流。然而，作者认为关节内残留的血液能促使半月板愈合。术后下肢简单包扎固定，以便于冰敷。

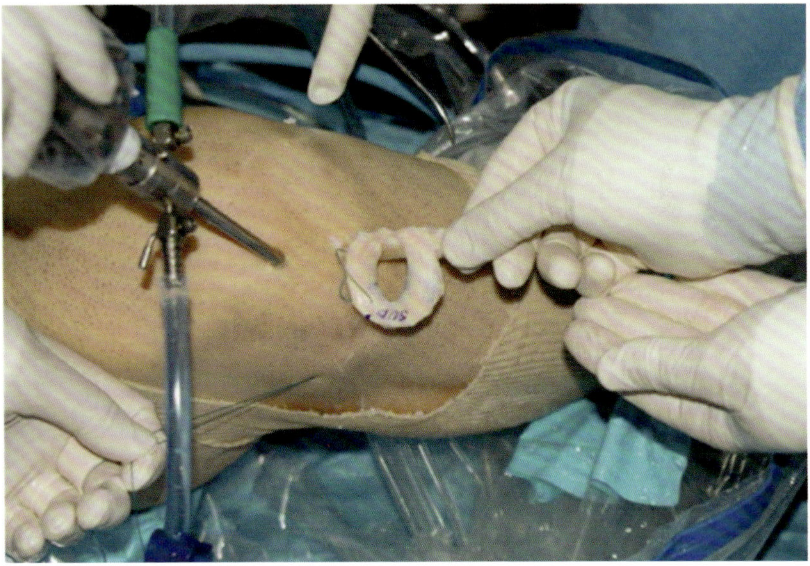

图 4.11 右侧膝关节置于“4”字形体位，一根牵引线将半月板移植物后外侧角通过关节小切口轻易地引入关节内。

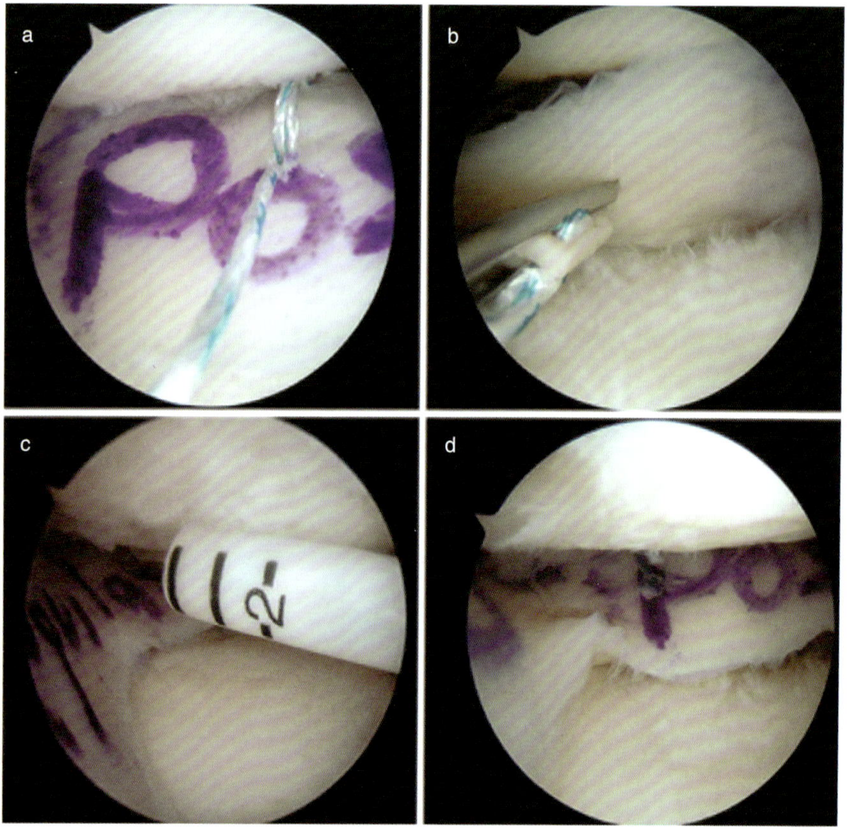

图 4.12 全内缝合结合水平、垂直褥式缝合外侧半月板的上下表面。

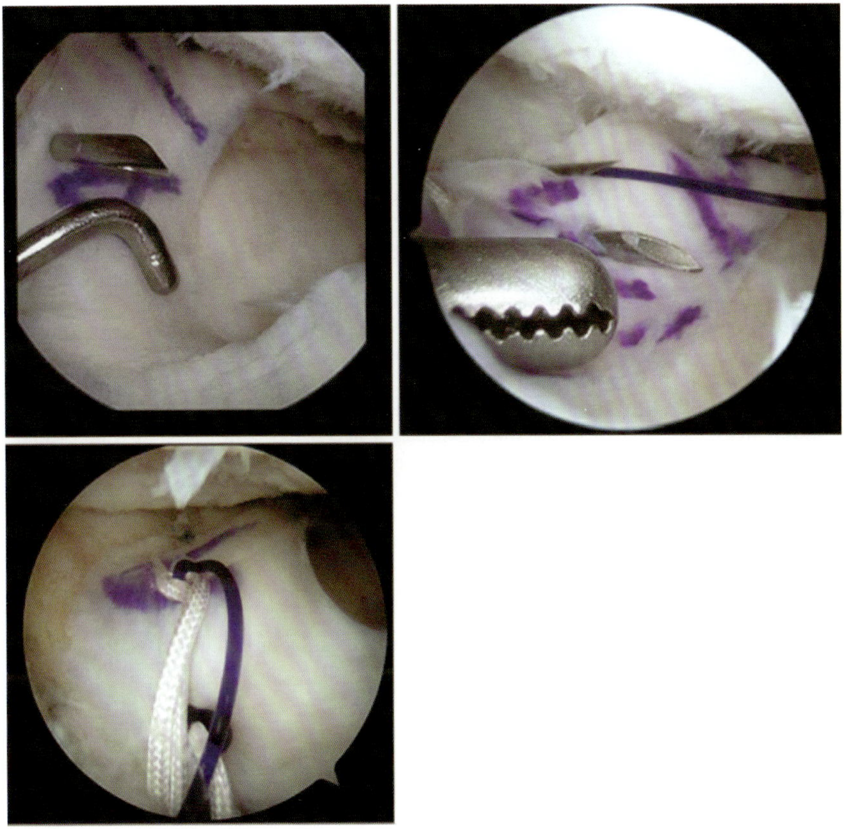

图 4.13　由外向内缝合移植物前 1/3。

（欧阳侃　李皓　钟名金　陆伟 译）

参考文献

1. Verdonk PC, Demurie A, Almqvist KF, Veys EM, Verbruggen G, Verdonk R (2006) Transplantation of viable meniscal allograft. Surgical technique. J Bone Joint Surg Am Mar 88:109–118. Review
2. Goble EM, Verdonk R, Kohn D (1999) Arthroscopic and open surgical techniques for meniscus replacement–meniscal allograft transplantation and tendon autograft transplantation. Scand J Med Sci Sports 9(3):168–176
3. Messner K, Verdonk R (1999) It is necessary to anchor the meniscal transplants with bone plugs? A mini-battle. Scand J Med Sci Sports 9(3):186–187
4. Paletta GA Jr, Manning T, Snell E, Parker R, Bergfeld J (1997) The effect of allograft meniscal replacement on intraarticular contact area and pressures in the human knee. A biomechanical study. Am J Sports Med 25:692–698
5. Huang A, Hull ML, Howell SM (2003) The level of compressive load affects conclusions from statistical analyses to determine whether a lateral meniscal autograft restores tibial contact pressure to normal: a study in human cadaveric knees. J Orthop Res 21:459–464
6. Chen MI, Branch TP, Hutton WC (1996) Is it important to secure the horns during lateral meniscal transplantation? A cadaveric study. Arthroscopy 12:174–181
7. Alhalki MM, Howell SM, Hull ML (1999) How three methods for fixing a medial meniscal autograft affect tibial contact mechanics. Am J Sports Med 27:320–328
8. Berlet GC, Fowler PJ (1998) The anterior horn of the medial meniscus: an anatomic study of its insertion. Am J Sports Med 26:540–543
9. Sekaran SV, Hull ML, Howell SM (2002) Nonanatomic location of the posterior horn of a medial meniscal autograft implanted in a cadaveric knee adversely affects the pressure distribution on the tibial plateau. Am J Sports Med 30:74–82
10. Iñigo-Pavlovich R (2005) Radiofrequency and meniscus. From excision to repair. Sports Med Arthrosc Rev 13:193–197
11. Monllau JC, Leal J, Voss C, Pelfort X, Tey M, Pavlovich RI (2010) Good outcome after meniscal repair using an all-inside suturing system in combination with high-frequency biostimulation. Orthopedics 33(6):407–412
12. Monllau JC, Gonzalez-Lucena G, Gelber P, Pelfort X (2010) Allograft meniscus transplantation: a current review. Tech Knee Surg 9(2):107–113
13. Kohn D, Moreno B (1995) Meniscus insertion anatomy as a basis for meniscus replacement: a morphological cadaveric study. Arthroscopy 11:96–103
14. Farr J, Meneghini RM, Cole BJ (2004) Allograft interference screw fixation in meniscus transplantation. Arthroscopy 20:322–327

第 5 章　结果与适应证

P. Verdonk，R. Verdonk

5.1 适应证与禁忌证

5.1.1 适应证

根据现有的推荐，同种异体半月板移植术适用于以下三种特定的临床情况。

1. 年轻患者符合以下条件。有半月板切除手术史、半月板缺失间室疼痛症状，患侧膝关节稳定，没有关节对线不良，关节软骨仅有少量证据表明存在骨软骨退化［根据国际软骨修复学会（ICRS）分级系统，不超过 3 级（见表 4.1）］，为同种异体半月板移植术的理想人选。一些研究[1-6]表明，同种异体半月板能在骨关节炎改变的膝关节内存活（Outerbridge 分级为 3~4 级），并能明显减轻疼痛及恢复膝关节功能。因为外侧间室半月板退变更快[7]，半月板移植相对更常见的适应证应该是有症状的、外侧半月板缺失的膝关节。

2. 以前接受过内侧半月板切除术合并前交叉韧带（ACL）重建术的患者，能从一个有良好功能的内侧半月板提供的关节稳定性中获益。这也是本书作者确信的观点，即 ACL 移植物与同种异体半月板移植物能相互提供相同程度的保护。

3. 为了避免早期关节退变，一些人也建议半月板全切除的年轻运动员在关节症状出现前接受半月板移植术[8]。然而，目前的研究结果表明，接受了移植术的运动员并不能恢复高冲击的体育活动。

5.1.2 禁忌证

晚期的软骨退变被认为是半月板移植术的禁忌证，不过某些研究认为，关节软骨退变并不是半月板移植物失败的显著危险因素[9]。通常认为，超过3级的关节软骨缺损（根据ICRS分级系统）其面积应该是有限的、局部的。局部软骨缺损应该与半月板移植同时处理，因为对于康复过程和临床结果来说，半月板移植和软骨修复能互利互惠[10]。软骨细胞移植术或骨软骨移植应该在半月板移植结束后进行，以免半月板移植物植入时造成软骨或骨软骨移植物损伤[11]。影像学证据表明，明显的骨赘形成或者扁平的股骨髁与较差的术后结果相关，因为这些结构的变化改变了股骨髁的形态[12]。一般认为，50岁以上、有极度软骨缺损的患者不是半月板移植术的理想人选。

轴向的关节对线不良将有可能对半月板移植物产生异常的压力，可能导致移植物松散、退变，甚至失败[12]。根据对侧肢体的力轴，对于患侧肢体力轴偏向患侧半月板间室2度以上的患者，矫正性截骨术是有必要的。对于合并内翻或外翻畸形的患者，可能需要分期处理或者同期进行胫骨近端或股骨远端截骨术[11]。然而，无论在合并何种手术的任何情况下，对于手术中哪一个环节能够缓解症状（如减轻疼痛），具体并不清晰。

半月板移植术的其他禁忌证包括肥胖、骨不成熟、膝关节不稳（可能通过半月板移植得到解决）、滑膜疾病、炎性关节炎、既往关节感染以及明显的股骨髁直角化。

5.2 结果

对于已经报道的全部相关结果进行荟萃分析是困难的，因为某些研究是小样本的，而且不同研究的适应证、禁忌证、半月板保留技术、术前Outerbridge评分、固定技术、外科技术、伴行术式、评价工具及康复方案均存在差异（表5.1）。

在这一章节，我们将会尝试呈现一些以往文献报道的数据结果。我们一共纳入了39项研究，包含来自1145例患者的1226个半月板移植物（626个内侧和446个外侧，154个没有具体说明）。平均手术年龄为34.4岁，平均随访时间为5.5年。总的来说，研究对象中340例为单纯半月板移植，427例合并前交叉韧带重建，107例合并矫正性截骨术，215例接受了其他术式。137例没有特别指明是否接受了其他伴行术式。对于半月板固定技术来说，631例通过骨块固定，488例通过软组织技术固定。107例半月板固定技术没有详细说明。上述参数的结果我们将会在下面的章节单独介绍。

评价半月板移植物的成功或者失败有很多方式，主观上有患者的疼痛评分、功能的恢复感受，客观上有体格检查和影像学检查、磁共振成像（MRI）以及二次关节镜检查。

5.2.1 主观评价

全部研究中，在疼痛评分以及功能活动上均有显著的改善。绝大部分研究的数据概括在表5.2中。一般来说，单纯半月板移植或者合并其他术式有相似的临床结果。是否保留软组织、不同的固定技术对移植物结局的影响并没有显示出差异。75%~90%的患者有良好到极好的效果。

5.2.2 客观临床评分

5.2.2.1 体格检查

关于膝关节活动度、疼痛、积液、稳定性、功能测试以及IKDC评分，绝大部分研究报道随访的患者均有维持或改善的体格检查结果。大部分研究数据概括在表5.3中。

5.2.2.2 影像学检查

在一部分患者中观察到提示关节软骨退变的关节间隙狭窄，并且随着随访时间的延长，关节间隙狭窄有增加趋势。然而，大部分患者没有观察到软骨退变进展的征象。根据这些有限的数据，同种异体半月板移植被认为在30%~40%的患者中有软骨保护作用。然而，大部分患者仍在骨关节炎的“滑坡”上，而且会随着时间逐渐恶化。对于半月板切除后的半月板移植术是否延缓了骨关节炎的自然进程，我们仍不得而知。半月板移植术的软骨保护效果亟待进一步的研究（表5.4）。

表 5.1 对于已经报道的全部相关结果进行荟萃分析是困难的，因为某些研究是小样本的，以及不同研究中的适应证、禁忌证、半月板保留技术、术前 Outerbridge 评分、固定技术、外科技术、伴行术式、评价工具及康复方案存在差异

编号	作者	出版年份	手术年份	移植数	M	L	患者数	年龄	Time M-TX	保存	Rad?	Fix	FUT	Preop. Cart.	# isolated	常规程序
1.	Cameron 和 Saha	1997	1988–1994	67	37	30	63	41	16.7	DF	是	S	2.5	2~4	21	5ACL，34OT，7ACL+OT
2.	Carter 等	1999	NA	46	39	7	46	NA	NA	Cryo.	NA	B	2.8	NA	NA	30ACL，4OT，1MCL
3.	Garrett 等	1993	NA	43	34	8	43	NA	NA	16DF，27 Cryo.	NA	B	4.5	NA	7	24ACL，13OT，11OAL
4.	Goble 等	1999	NA	69	48	21	60	NA	NA	Cryo.	NA	B	2	NA	NA	28ACL
5.	Groff 等	2001	1993–1998	16	0	16	16	27	8	DF	否	B	3.8	1~2	16	否
6.	Wirth 等	2002	1984–1986	22	22	0	22	29.6	NA	6DF，16Lyo.	6 否，16 是	S	3/14	1，6	0	22ACL，19MCL
7.	Noyes 等	1995	NA	96	79	17	83	NA	NA	DF	是	B	<2	NA	19	77ACL
8.		2004	1995–2000	40	20	20	38	30	NA	Cryo.	否	B	3.3	3，6	NA	7ACL，1PCL，1ACL+PCL，1MCL，16OAU
9.	Rath 等	2001	1991–1997	22	15	7	18	30	7.7	Cryo.+DF	否	1S，21B	4.5	NA	3	11ACL；.1TTT
10.	Stollsteimer 等	2000	1991–1995	23	11	12	22	31	3.8	Cryo.	否	B	3.3	COB：5，6	23	否
11.	Van Arkel 等	2000	1994–1995	19	6	13	16	40	16	Cryo.	否	NA	2.7	NA	NA	NA
12.		2002	1989–1999	63	23	40	57	39	16	Cryo.	否	S	5	NA	61	2ACL

（待续）

表 5.1（续）

编号	作者	出版年份	手术年份	移植数	M	L	患者数	年龄	Time M-TX	保存	Rad?	Fix	FUT	Preop. Cart.	# isolated	常规程序
13.	Verdonk 等	2004	NA	27	0	27	27	33，9	NA	V	否	S	1	NA	NA	NA
14.		2005	1989–2001	100	39	61	96	35	NA	V	否	S	7.2	2.5	69	3ACL，17OT，3Mi，4OPT
15.		2006	1989–1993	39	NA	NA	38	35.4	NA	V	否	S	12.1	2.7	NA	3ACL，12OT
16.	Shelton 和 Dukes	1994	NA	14	5	9	14	NA	NA	Cryo.	NA	B	NA	NA	NA	NA
17.	Veltri 等	1994	NA	16	8	8	14	35，3	11，3	DF+Cryo.	否	B	0.7	NA	4	10ACL，1PCL，1ACL+PCL
18.	Cole 等	2006	1997–2003	40	25	15	36	31	NA	32DF+8Cryo.	否	B	2.8	<4	21	ACL，1OT，3OAL，3OAU，1ACI，2Mi，2ODfix
19.	Rodeo 等	2000	1989–1995	33	17	16	28	34	NA	DF	否	20B，13S	1.3	NA	8	19ACL，1OT
20.	Del Pizzo 等	1996	1991–1994	19	NA	NA	19	NA	NA	19Cryo.	NA	NA	3.2	NA	6	11ACL，2OT
21.	Yoldas 等	2003	1993–1996	34	NA	NA	31	28	8	DF	否	B	2.9	NA	11	20ACL
22.	Ryu 等	2002	1993–1999	26	10	16	25	34.5	NA	NA	NA	B	2.75	2.8	12	4ACL
23.	Hommen 等	2007	1991–1995	20	12	8	20	32	NA	20Cryo.	否	13S，7B	11.7	2.2	5	10ACL，2OT，3CHFC，2CP，3LR
24.	Cryolife	1997	1989–1994	1023	747	276	1015	NA	NA	Cryo.	NA	930B，92S	7	NA	NA	NA
25.	Felix 和 Paulos	2002	1993–1999	36	20	16	33	28.5	6	Cryo.	否	B	5.2	NA	9	18ACL，2OT，4ACL+OT

（待续）

表 5.1（续）

编号	作者	出版年份	手术年份	移植数	M	L	患者数	年龄	Time M-TX	保存	Rad?	Fix	FUT	Preop. Cart.	# isolated	常规程序
26.	Vacquero 等	2003	2001–2002	32	NA	NA	30	37	NA	DF	否	B	>1	2，3	NA	6ACL，3Mi，7RFA，1TTT
27.	Sekiya 等	2003	1994–1998	31	24	7	28	35	8.6	Cryo.	否	B	2.8	1~4	0	28ACL，2ACL+OT
28.		2006	1993–1998	25	0	25	25	30	5.7	Cryo.	否	8S，17B	3.3	1~4	25	否
29.	Potter 等	1996	1989–1996	29	14	15	24	33.2	NA	DF	NA	B	NA	2~4	11	16ACL，1OT，1MCL
30.	Stone 等	2006	1997–1999	47	37	10	45	48	NA	18DF，29Cryo.	否	S	5.8	3.8	7	6ACL，17OT，19Mi，47CHFC，24ACPG
31.	Fukushima 等	2004	1996–1997	43	30	13	40	37.3	11.4	Cryo.	否	S	1	NA	NA	8ACL，1OT
32.	Rankin 等	2006	NA	8	5	3	7	31	NA	Cryo.	否	B	2	2.9	2	4ACL，4OAU
33.	Bhosale 等	2007	NA	8	2	6	8	43	14	Cryo.	否	S	3.2	3.8	0	8ACL
34.	Graf 等	2004	1990–1992	8	8	0	8	32.6	10.5	Cryo.	1 否，7 是	7S，1B	9.7	NA	0	8ACL，1OT，8ACL+OT
35.	Rueff 等	2006	NA	8	8	0	8	52	NA	Cryo.	否	B	5.5	NA	0	8ACL
36.	Von Lewinski 等	2007	1984–1986	6	6	0	6	25	NA	DF	否	S	20	2.6	0	6ACL
37.	Milachowski 等	1989	NA	22	22	0	22	NA	NA	NA	NA	NA	1，2	NA	0	22ACL
38.	Barrett 等（未发表数据）	1996	NA	15	NA	NA	15	NA	NA	Cryo.	NA	NA	5	NA	NA	NA

（待续）

表 5.1（续）

编号	作者	出版年份	手术年份	移植数	M	L	患者数	年龄	Time M-TX	保存	Rad?	Fix	FUT	Preop. Cart.	# isolated	常规程序
39.	Dienst 和 Kohn											S	3~7			
40.	Kim 和 Bin	2006	1996–2003	14	NA	NA	14	NA	NA				4.8			

缩写：M，内侧半月板移植物数；L，外侧半月板移植物数；Time M-TX，半月板切除术到移植术的平均时间（年）；Rad?，移植物辐射？；Preop. Cart.，术前软骨 Outerbridge 评分；Fix，固定技术；B，骨固定；S，仅缝合；FUT，平均随访时间；# isolated，单纯移植术数（无伴行手术）；OT，截骨术；OAL，骨软骨异体移植物；OAU，骨软骨自体移植物；ACL，前交叉韧带重建；PCL，后交叉韧带重建；MCL，内侧副韧带重建；NA，无数据；DF，深低温；Cryo.，冷冻保存；Lyo.，冻干的；V，可存活的；TTT，胫骨粗隆转位；COB 累积 Outerbridge 得分，每个膝关节全部区域得分之和；Mi，微骨折；OPT，骨软骨栓转移；ACI，自体软骨细胞移植；ODfix，剥脱性骨关节炎固定；CHFC，股骨髁软骨成形术；CP，关节囊皱褶；LR，外侧支持带松解；RFA，射频消融；ACPG，既往关节软骨移植。

表 5.2 主观评价概述

1.Cameron 等	1997	87% 优良率（3 年后 85%）。Fulkerson（= 改良 Lysholm）膝关节功能评分，Tegner 评分，抗炎药物剂量减少：SI
2.Carter 等	1999	IKDC：SI
3.Goble 等	1999	生活质量（休息时、日常活动时的疼痛以及功能稳定性）：SI
4.Groff 等	2001	Lysholm 评分：91% 一般到良好的比例
		IKDC：91% 近似正常到正常
		全部（100%）得到改善，100% 满意术后膝关节状况
		SF-36：8 类中的 6 类较同龄、同性别人口有较高得分
		FUT 时 KOS：ADLS 79.3，SAS 74.5
		41% 在轻量体育活动时有疼痛感
5.Wirth 等	2002	Lysholm、Tegner（3 年 /14 年 FUT）：SI（深低温较冻干保存好，但在 14 年后均恶化）（受术前软骨及关节稳定性情况影响）
6.Noyes 等	2004	膝关节感觉：73% 良好到正常，89% 膝关节功能改善
		76% 参加轻量、低强度体育活动
		Cincinnati 评分：SI
7.Heckmann 等	2006	94% 膝关节功能改善
		77% 参加轻量、低强度体育活动
8.Rath 等	2001	SF-36（躯体疼痛、躯体角色、躯体功能以及社会功能）：SI
		平均 IKDC 功能评分：54
9.Stollsteimer 等	2000	82% 疼痛较术前改善。Tegner 评分、IKDC 评分、Lysholm：SI
		关节软骨术前及术前变化更高；IKDC 评分对患者整体的预后评分有显著影响
10.Van Arkel 等	2000	KASS：84% 成功率
		改良 Lysholm：84% 一般到良好
		Tegner：SI

（待续）

表 5.2（续）

11.Van Arkel 等	2002	77% 成功率
		Lysholm：SI
		91% 疼痛改善
12.Verdonk 等	2005	术后 10 年疼痛减轻、功能改善：70%
13.Verdonk 等	2006	90% 满意手术效果且愿意再次手术
14.Cole 等	2006	75% 完全满意手术：68% 内侧，93% 外侧，81% 单纯移植，74%“合并其他术式”
		Lysholm、Tegner、Noyes、IKDC、KOOS 疼痛、症状、ADL 和体育活动、SF-12 PCS 评分、VAS 疼痛和膝关节整体情况：SI
		86% 再次手术：84% 内侧组，93% 外侧组，86% 单纯重建组，84% 合并其他手术组
15.Rodeo 等	1998	88% 骨栓 + 47% 软组织固定组好转甚至缓和
		Lysholm、IKDC、VAS：疼痛 + 功能：SI
16.Rodeo 等	2000	58% 临床成功
17.Del Pizzo 等	1996	89% 满意手术
		95% 能进行偶然的剧烈活动，不能持续进行
		全部恢复术前活动水平
		全部患者疼痛改善
18.Yoldas 等	2003	97% 得到很大改善
		IKDC：97% 接近正常到正常
		Lysholm：68% 优良率
		SF-36：8 类中的 7 类较同龄、同性别人口有较高得分
19.Ryu 等		IKDC 活动度：68% 接近正常到正常。VAS、Lysholm Ⅱ、Tegner 评分：SI
		Outerbridge 分级对于临床结果有显著的影响。83% 大体满意
20.Hommen 等		Lysholm、疼痛、IKDC、Tegner、SF-12 评分：SI。80% 改善
21.L'Insalata	1997	88% 改善
22.Harner	1993	100% 改善
23.Felix 和 Paulos	2002	VAS 功能：SI

（待续）

表 5.2（续）

24.Vaquero 等	2004	VAS 疼痛：SI
		IKDC：77 % 接近正常到正常
25.Sekiya	2006	96% 大体功能及活动水平改善
		SF-36：PCS 和 MCS 较同年龄、同性别美国人得分高
		IKDC：80% 接近正常到正常
26.Sekiya	2003	IKDC：86% 接近正常到正常（原发性 ACL 重建> ACL 重建患者修订）
		SF-36 PCS 和 MCS: 较同年龄、同性别人口得分高
		KOS ADLS：FUT 89.7；SAS：FUT 81
		Lysholm：FUT 88.4
		93% 一般到明显改善
27.Stone	2006	疼痛评分：SI 21%；自报活动评分：SI 10%；自报功能评分：SI 19%
		IKDC、WOMAC、Tegner：SI
28.Fukushima	2004	95% 满意
		95% 关节线疼痛消失，72% 关节肿胀消失
29.Rankin	2006	辛辛那提膝关节评分系统（疼痛、知觉、深蹲及跑步）：SI
30.Bhosale 等	2007	75% 在随访时疼痛缓解、功能改善
		Lysholm 评分：SI
		75% 满意手术
31.Graf 等	2004	100% 推荐此手术给朋友
		88% 继续参与休闲性的体育活动
		IKDC：50% 接近正常到正常
32.Rueff 等	2006	改良 Lysholm、IKDC 评分、VAS 疼痛：SI
		94% 认为手术是成功的，并且在相同情况下愿意再接受手术
33.Von Lewinski 等	2007	FUT 时 KOOS：平均 74 分
		Lysholm 评分：FUT 平均为 74 分
34.Dienst 和 Kohn		关节功能及疼痛缓解：SI

SI，随访时较术前明显改善；FUT，随访时间。

表 5.3 客观临床评分概述

编号	作者	年份	临床检查得分
1.	Groff 等	2001	91% 无积液
			平均被动角度：129°，NS 活动度丢失
			两边松弛度对比：NS
			0% 关节线紧张
			单腿垂直起跳：93% 较健侧肢体
			起跳测试：95% 较健侧肢体
2.	Noyes 和 Barber-Westin	2004	3% 半月板撕裂体征
			97% 没有胫股关节线疼痛
			89% 无积液
			95% 正常前后稳定性
3.	Heckmann 等	2006	74% 胫股间室疼痛消失
4.	Stollsteimer 等	2000	无患者存在活动受限
5.	Van Arkel 等	2000	20% 稳定性改善
6.		2002	20% 稳定性改善：SI
7.	Verdonk 等	2005	HSS 疼痛和功能评分：SI
8.		2006	HSS 疼痛评分：SI（MMT + HTO 组 > MMT 组）
			HSS 行走评分：SI
			HSS 爬楼能力评分：SI
9.	Cole 等	2006	IKDC 膝关节检查：FUT 90% 接近正常到正常
10.	Rodeo 等	2001	
11.	Yoldas 等	2003	81% 无积液
			100% 无关节线紧张
			FUT 平均屈曲角度：129°；平均伸直角度：2°
			97% 有阴性至 1° +Lachmann 和 FUT 轴移试验
			垂直起跳 + 起跳测试：85% 较对侧膝关节
			KT1000：平均 2mm 位移差

（待续）

表 5.3（续）

编号	作者	年份	临床检查得分
12.	Hommen 等	2007	IKDC：40% 接近正常到正常
13.	Sekiya 等	2006	IKDC 关节活动度：31% 接近正常到正常
			IKDC 韧带检查：94% 接近正常到正常
			平均屈曲损失：10°；伸直：4°
			骨固定组较缝合组有更好的活动度
			单腿起跳测试及垂直起跳：91% 和 85% 较健侧肢体
14.	Sekiya 等	2003	IKDC 松弛度：92% 接近正常到正常
			KT1000：平均前后移位较对侧肢体增加 1.5mm
			IKDC 关节活动度：67% 接近正常到正常
			单腿起跳及垂直起跳：83% 和 82% 较健侧肢体
15.	Fukushima 等	2004	平均关节活动度 + FUT 7°
16.	Graf 等	2004	IKDC 关节活动度：100% 接近正常到正常
			IKDC 韧带检查：75% 接近正常到正常
			IKDC 间室发现：63% 接近正常到正常
			IKDC 功能测试：75% 接近正常到正常
			平均活动度损失：2.3°；平均屈曲度丢失：4.9°
17.	Von Lewinski 等	2007	总体 IKDC：40% 接近正常到正常

FUT，随访时间；NS，不显著。

表 5.4 影像学评估

编号	作者	年份	FUT（年）	MRI（平均）	Fairbank（平均）	IKDC 影像学评估
1.	Carter 等	1999	2.9	进展 4%	NA	NA
2.	Garrett 等	1993	2~3.7	NS	NA	NA
3.	Groff 等	2001	3.8	NS	NA	NA
4.	Wirth 等	2002	3 和 14	所有患者退变增加的程度	术前：0.7；3 年：1.4；14 年：2.5	NA
5.	Noyes 等	2004	3.3	进展 8%	NA	NA
6.	Rath 等	2001	4.5	NS	NA	NA
7.	Stollsteimer 等	2000	3.3	0.88mm	NA	NA
8.	Verdonk 等	2006	12.1	进展 48%	稳定性在 28% 以内	NA
9.	Yoldas 等	2003	2.9	关节间隙无明显增加	NA	NA
10.	Ryu 等	2002	2.8	63% 无变化，25% 为 1~3mm，12.5% ＞3mm	NA	NA
11.	Hommen 等	2007	11.7	进展 67%，平均为 1.15mm	进展 80%；平均为 0.8mm，范围为 0.5~1.3mm	NA
12.	Vaquero 等	2003	>1	NS	NA	NA
13.	Sekiya 等	2003	2.8	NS	NA	48% 接近正常到正常
14.		2006	3.3	NS	NA	50% 接近正常到正常

（待续）

表 5.4（续）

编号	作者	年份	FUT（年）	MRI（平均）	Fairbank（平均）	IKDC 影像学评估
15.	Graf 等	2004	9.7	进展 75%；平均为 0.38mm	NA	12.5% 接近正常到正常（同术前）
16.	Von Lewinski 等	2007	20	Kellgren-Lawrence 评分：平均为 2.4	NA	40% 接近正常到正常
17.	Barrett 等	1996	5	NS	NA	NA

FUT，随访时间；NS，不显著。
Fairbank 变化。
Average = zo berekend
胫股关节骨关节炎 Kellgren-Lawrence 放射学分级：0 级，无骨关节炎的影像学表现；1 级，临床怀疑有轻微骨赘迹象；2 级，明显骨赘伴关节间隙可疑变窄；3 级，明显骨赘伴关节间隙中度狭窄；4 级，明显骨赘伴关节间隙严重狭窄及软骨下硬化。

5.2.2.3 MRI 分析

术前常规 MRI 有助于了解并记录关节软骨缺损、软骨下骨状态以及残余的半月板。Potter 等人 [13] 证实 MRI 能准确评估半月板的位置、前后角及关节囊附着点、半月板退变和邻近关节软骨情况。MRI 能提供与镜下评价一致的移植物结果，而且是非侵入性的。动态和负重状态下 MRI 的发展使其有望在将来应用于半月板移植物的分析（表 5.5）。

为了克服临床效果与半月板移植物实际状态之间的观察差异，以及评价接受此种手术后关节退变的进展情况、客观性评价分析如 MRI，必须在结果分析中得到体现。仅有有限的文献报道了半月板移植物暂停或者延迟了远期的关节退变 [14–17]。在一项最近的长期研究中，根据 MRI 结果及放射学标准，35% 的患者软骨退变停止，表明半月板移植术有潜在的软骨保护作用 [18]。一项最近的大型动物对照试验同样证实了这一观点 [19]。这些数据将会支持预防性半月板移植术应用在半月板切除术后无临床症状、有潜在的、有限的继发性软骨退变风险的患者中。需要进一步的前瞻性对照研究来验证这一观点。

磁共振成像（MRI）结果认为，半月板移植物突出与外科固定技术无关。根据我们的临床经验，使用软组织固定技术后，突出部位常见在外侧半月板移植物的体部和前角，后角通常没有异常 [18]。移植物突出会减少移植物发挥功能的面积，因此将有可能导致移植物的生物力学功能下降。移植术后半月板突出的生物原因可能包括剧烈的伸展练习以及修复潜能不足或者代谢增高导致的环形胶原束的失败。将来的研究方向应该集中在移植术后移植物代谢与细胞变化过程的生物学研究上。

根据 MRI 信号强度的变化，冻干的同种异体半月板较其他类型半月板的皱缩和退化更多。因此，冻干技术现已不再用于半月板保存。长远来看，各种类型的半月板均有不同程度的皱缩。观察到的半月板皱缩的确切原因目前仍未完全明确，可能是因为机械磨损导致的组织丢失，或者类似于瘢痕形成、愈合过程中的组织收缩。

一般而言，移植物与关节缘的愈合可见于绝大部分患者。半月板移植物信号大部分时间是异常的，表现为灰度增加。作者认为，这种信号反映了半月板移植物的细胞外基质处于重塑阶段，而不是处于退行性变。

表 5.5 MRI 分析

编号	作者	年份	FUT（年）	MRI
1.	Wirth 等	2002	14	深低温冷冻自体移植物
				— 保存良好，容量无减少，信号均匀
				— 2 级软骨软化
				冻干自体移植物
				—容量减少，信号强度改变（= 退变）
				—软骨软化 2 级为 16%，3 级为 67%，4 级为 16%
2.	Noyes 等	2004	3.3	冠状面
				—平均移位：2.2mm
				— 59% 自体移植物无移位
				半月板内信号强度：4% 正常，46% 1 级，39% 2 级，11% 3 级
3.	Stollsteimer 等	2000	2	42% 有异常 MRI 信号，但不是撕裂
				移植物平均体积为正常半月板的 62%（移植物皱缩）
				9% 有 1mm 突出
4.	Van Arkel 等	2000	2.7	63% 完全愈合在关节囊上，26% 部分分离，11% 完全分离
				21% 严重皱缩，21% 中度皱缩
				0% 正常位置：11% 提篮样改变，32% 突出，58% 部分突出

（待续）

表 5.5（续）

编号	作者	年份	FUT（年）	MRI
5.	Verdonk 等	2006	12	35% 无明显软骨退变
				82% 自体移植物无信号强度改变
				35% 移植物位置无改变
				12% 观察到撕裂
6.		2004	1	外侧半月板移植物较正常外侧半月板突出更明显；前角（平均 5.8mm）比后角（平均 2.7mm）突出更明显
7.	Hommen 等	2007	11.7	71% 半月板 3 级信号强度
				57% 中部有中度断开；29% 前角有中度变小；14% 中部有断开
				100% 中度移植物皱缩
				软骨分级：14% 正常，29% 轻度，43% 中度，14% 重度
8.	Vaquero 等	2003	＞1	5% 信号强度改变
9.	Potter 等	1996	1	— 63% 后角胫骨附着点信号增加 (= 退行性变)
				— 63 % 有中度（4）或重度（11）软骨退变
				— 46% 四周移位
				— 断裂（21%）和明显突出（12.5%）伴有软骨厚度丢失

（待续）

表 5.5（续）

编号	作者	年份	FUT（年）	MRI
10.	Rankin 等	2006	2	— 前后角平均高度及宽度与正常半月板相似
				— 负重下 MRI 情况
				— 原始半月板前角较自体移植物平均移位 5mm
				— 信号强度：25% 1 级，50% 2 级，25% 3 级
11.	Bhosale 等	2007	1	全部整合良好，没有排斥反应
				20% 轻微突出
				63% 楔形改变，25% 平坦，12% 膨胀
				50% 表面模糊
				100% 信号强度增加
12.	Von Lewinski 等	2007	20	移植物皱缩、退行性变
				17% 部分脱位
				骨赘

Stoller 分级系统：1 级，非局灶性或球形高信号病灶；2 级，来源于外周关节囊线性高信号但是不累及半月板关节面；3 级，连通或延伸到至少一个关节面的信号强度增加的区域。
移植物突出意味着移植物在胫骨平台外周产生了移位。移植物半突出意味着移植物在胫骨平台外周产生了部分移位。

5.2.2.4 二次关节镜探查

一些作者认为，仅仅根据症状和体格检查得出的临床评价不能准确判断半月板移植物的情况。然而，关节镜下评估并不能成为常规的术后评价手段。大多数情况下，它用于临床怀疑有关节内病变的患者。在某些病例，接受膝关节其他手术的患者可同时进行二次关节镜评估（表 5.6）。

总之，与 MRI 结果一致的是，绝大部分患者显示了移植物与关节囊的良好愈合。移植物撕裂以及皱缩也有发现。然而，移植物的状态与疗效相关性较差。

5.3 失败及存活分析

本文中，关于移植物成功或者失败的标准并没有取得共识，一些作者认为应该根据疗效来判断，另一些作者建议用更加客观的参数来评价，例如，MRI 和二次关节镜探查。总的来说，用客观参数评价的临床成功率比预测要高。大部分研究报道，最终随访的结果显示临床成功率不低于 70%。因为成功率有随着时间逐渐下降的趋势，在描述这一术式的疗效时，用生存分析比失效率更为恰当。在不考虑随访周期的情况下，用存活率来描述疗效会显得更有力量。我们都意识到，没有什么比长期随访更能毁灭此前好的结果（表 5.7）。

根据可获取的存活率数据，内侧、外侧半月板移植物 10 年的临床存活率期望值可达到 70%。大部分作者认为，术前韧带不稳、轴向对线不良以及软骨退变与更高的移植物失败率、较差的临床结局有关，但一些作者曾报道，在退变的膝关节行半月板移植术也会有满意的效果。

5.4 结论

总的来说，有充分证据表明，半月板切除术后膝关节疼痛的患者在有适当的适应证时行半月板移植术是良好的选择。明显的疼痛缓解及膝关节功能改善在大部分患者中得到体现，这些症状改善在 70% 的患者中似乎是长期存在的。根据 X 线片及 MRI 结果，小部分患者的膝关节软骨没有进一步退变，意味着半月板移植术有潜在的软骨保护作用。保守治疗对照组的缺乏是已报道文献的根本缺陷，这导致我们不能准确得出半月板移植术的软骨保护作用。

根据提供的结果，对于半月板切除后膝关节疼痛的患者，同种异体半月板移植术将不再是试验性手术。

表 5.6 二次关节镜探查评价

编号	作者	年份	FUT（年）	
1.	Cameron 等	1997	2.5	77% 完全愈合，23% 愈合失败，0% 皱缩
				60% 术后后角撕裂
2.	Carter 等	1999	2.8	18% 愈合失败，14% 皱缩
				9% 关节炎进展
3.	Garrett 等	1993	2	71% 完全愈合
4.	Goble 等	1999	2	72% 完整
5.	Wirth 等	2002	3.8	—深低温组：40% 皱缩，100% 完全愈合
				—冻干组：14% 附着点不完全愈合，93% 皱缩
				—91% 完全愈合
6.	Noyes 等	1998	1.3	8% 完全愈合，31% 部分愈合，57% 愈合失败
				29% 退变/撕裂
7.		2004	3.3	56% 愈合失败/退变/撕裂
				关节软骨：85% 异常
8.	Rath 等	2001	2.6	100% 完全愈合
				80% 退变/撕裂
				关节镜检查只用于有症状患者
9.	Stollsteimer 等	2000	3.3	4% 疏松
10.	Van Arkel 等	2000	2.7	79% 完全愈合，16% 部分愈合，5% 愈合失败
				58% 部分突出，11% 突出，11% 提篮样
				21% 皱缩
				关节软骨：50% 3 级，38% 3~4 级，12.5% 4 级以上

（待续）

表 5.6（续）

编号	作者	年份	FUT（年）	
11.	Verdonk 等	2005	7.2	半月板功能较差或者有持续疼痛，伴有严重的自体移植物退变或不附着
12.	Shelton 和 Dukes	1994	NA	100% 完全愈合
13.	Veltri 等	1994	0.5	71% 完全愈合，29% 部分愈合
				14% 退变
14.	Del Pizzo 等	1996	3.2	100% 完全愈合
				6% 撕裂
15.	Yoldas 等	2003	0.5~1	100% 完全愈合
				33% 径向撕裂 <1cm
16.	Ryu 等	2002	2.75	50% 完全愈合
				20% 退变 / 撕裂
17.	Cryolife	1997	7	91% 骨栓移植病例完全愈合
18.	Vaquero 等	2003	> 1	20% 皱缩
				20% 疏松
19.	Potter 等	1996	1	58% 部分突出，16% 突出
				26% 退变（断裂）
				MRI 显示明显移位患者进行二次关节镜探查
				52% 周围关节囊附着点有局部滑膜炎
				有中等到全层的软骨退变的全部区域，关节镜探查确认为 OB 3~4 级病变
20.	Stone 等	2006	5.8	21% 半月板撕裂
21.	Bhosale 等	2007	1	100% 完全愈合
				12.5% 半月板变薄
				25% 轻度滑膜炎
22.	Graf 等	2004	4	100% 完全愈合
				33% 有裂纹
				1 例游离体移除
				100% 血管化良好
				退行性变无进展

表 5.7 失败标准及失败率

编号	作者	年份	康复计划
1.	Cameron 等	1997	1~3 周：制动
			3~6 周：进行性活动度练习（6 周内不负重）
			从第 6 周开始：股四头肌及腘绳肌锻炼
2.	Groff 等	2001	第 1 周：伸展位制动部分负重；连续被动运动 3 周；1 周完全伸展
			第 2 周：被动和主动活动度 0°~90°；松解支架；可耐受范围内负重
			4~6 周：90°，脱拐
			6 周开始：闭链运动
			8 周开始：低强度体育活动
			2~3 个月康复
			3~4 个月后日常工作，4~5 个月后慢跑
			不鼓励恢复剧烈体育锻炼
3.	Wirth 等	2002	术后立即：连续被动运动和理疗
			1~12 周：康复计划
			13 周开始：完全负重
4.	Noyes 等	2004	术后立即：长腿支具固定 8 周；第 1 天开始活动度 0°~90°；灵活性及股四头肌锻炼
			屈曲每周增加 10°，4 周时达到 135°
			1~2 周：足趾着地负重，4 周后增加 50% 负重
			6 周：完全负重，平衡觉和本体感觉训练、闭链运动
			8 周：低阻力功率固定式单车练习
			9~12 周：游泳和步行
			12 个月后：轻量休闲性体育活动
			建议不再进行高强度剧烈体育活动
			如果合并后交叉韧带重建：8 周内限制负重和屈曲

（待续）

表 5.7（续）

编号	作者	年份	康复计划
			如果合并前交叉韧带重建：采用其他方案
			如果关节软骨异常，需佩戴 Bledsoe Thruster 支具
5.	Rath 等	2001	第 1 天：股四头肌、腘绳肌锻炼，限制活动度 0°~90°
			1~4 周：非负重
			4~6 周：部分负重
			6~9 个月：完全活动
			不再进行剧烈的剪切运动或者长距离跑步
6.	Stollsteimer 等	2000	术后立即：全活动度练习
			1~6 周：非负重
			3 个月时可慢跑，6 个月时可进行体育活动
7.	Verdonk 等	2005	1~3 周：非负重，屈曲活动度不超过 60°
			3~6 周：活动度 0°~90°+ 部分负重
			6 周开始：单拐行走
8.		2006	1~3 周：非负重，屈曲活动度不超过 60°
			3~6 周：活动度 0°~90°+ 部分负重
			6 周：单拐行走
9.	Shelton 和 Dukes	1994	术后立即：全活动度练习，6 周后开始负重
			第 1 天开始：股四头肌和腘绳肌锻炼
			6 周：完全负重
			6 个月：膝关节完全康复后可恢复运动
10.	Veltri 等	1994	1~6 周：部分负重 + 铰链支具固定下行活动度练习
			6 周后，可耐受情况下完全负重
11.	Cole 等	2006	术后立即：在拐杖、铰链支具固定下进行可耐受负重，如果不受限制立即主动和被动活动度练习
			1~6 周：90° 以内屈曲负重
			6 周后：脱支具，在可耐受范围内行活动度练习
			12 周后：慢跑逐渐过渡至跑步，专项体育训练

（待续）

表 5.7（续）

编号	作者	年份	康复计划
12.	Yoldas 等	2003	术后立即：股四头肌收缩练习及直腿抬高
			第 1 天：开始被动活动度练习及持续被动运动，持续 1 个月
			第 1 周：完全伸展，部分负重，支具固定在伸展位
			第 2 周开始：可耐受范围内负重
			4~6 周：90° 屈曲，完全负重，闭链运动
			进行 2~3 个月康复
13.	Ryu 等	2002	固定在完全伸展位，4~5 周后逐渐开始负重
			1~4 周：活动度 0°~90°
			第 5 周开始：每周逐渐增加屈曲角度 10°~15°
			如果合并前交叉韧带重建：康复方案慢于半月板移植方案
14.	Hommen 等	2007	术后立即：股四头肌收缩练习及直腿抬高
			术后 24 小时开始持续被动运动，持续 1 个月
15.	Felix 和 Paulos	2002	术后支具固定在伸展位，脚底触地负重
			3 周：60° 屈曲
			4 周：每周增加 25% 负重
			6 周：完全屈曲
			7~8 周：完全负重
			6~9 个月：完全活动与体育活动
16.	Sekiya 等	2003	术后立即：锻炼，拐杖支撑下部分负重，支具固定在完全伸展位
			第 1 天：持续被动运动
			1 周：完全伸展
			2 周：耐受情况下负重，坐位工作
			4~6 周：90° 屈曲，脱拐
			第 6 周开始：闭链运动
			5~6 个月后日常工作和跑步，6~9 个月后体育活动

（待续）

表 5.7（续）

编号	作者	年份	康复计划
17.		2006	术后立即：锻炼，拐杖支撑下部分负重，支具固定在完全伸展位
			第 1 天：持续被动运动
			1 周：完全伸展
			2 周：耐受情况下负重，坐位工作
			4~6 周：90° 屈曲，脱拐
			第 6 周开始：闭链运动
			5~6 个月后日常工作和跑步，6~9 个月后体育活动
18.	Stone 等	2006	1~4 周：最大保护期 = 部分负重（1~2 周：10% 和 20% 足趾着地负重），伸展位固定支具，被动和主动活动度，每天冰敷、抬高，直腿活动，手动抗阻臀部练习，足踝练习，水疗，软组织治疗，躯干稳定方案，非负重有氧练习
			4~12 周：中等保护期 = 拉伸练习，手法治疗以恢复活动度，引入功能锻炼（即半蹲练习、小腿抬高和本体感觉练习），耐受情况下公路自行车锻炼，跑步机上慢跑以及开链练习。重点在单腿下肢肌肉力量训练以及体育专项训练
			至少术后 4 个月不能进行限制性的小腿外展、剧烈的剪切运动或者旋转活动
19.	Fukushima 等	2004	术后 24~48 小时：开始活动度练习
			1~4 周：非负重
			5 周：部分负重 50%
			6 周：完全负重 + 可允许范围内弯曲＞90°
			8~10 周：闭链运动
			今后绝不能参与对抗 / 接触 / 旋转运动

（待续）

表 5.7（续）

编号	作者	年份	康复计划
20.	Rankin 等	2006	术后：长腿支具固定 6 周，活动度 0°~90°，前 2 周足趾着地负重，灵活度和股四头肌增强练习
			3~4 周：屈曲至 120°，50% 负重
			5~6 周：4 周时活动度达到 0°~135°
			6 周：完全负重 + 平衡觉、本体感觉训练、闭链运动
			7~8 周：固定式单车练习
			9~12 周：开始游泳和步行
			12 个月：轻量休闲性体育活动
			绝对不能进行高强度活动 / 剧烈体育活动
21.	Bhosale 等	2007	前交叉韧带重建术后行 Oscell 康复，限制膝关节屈曲至 45° 达 3 周
			12 周：完全负重
22.	Graf 等	2004	1~2 周：非负重，轻量抗阻等长练习，佩戴内侧不负重 10°~90° 支具（如果合并前交叉韧带重建：佩戴防旋转支具），活动度达 90° 后可行固定式单车练习
			2~4 周：部分负重
			5 周：完全负重
			6 周：抗阻运动
			3 个月：加强更多和更强的康复练习
			6 个月：停止佩戴支具，开始直线慢跑（防止剪切和轴移）
			8 个月：开始敏捷度训练
			1 年：体育运动（绝对不能进行高强度、跑步、跳跃、扭转和变向运动）
23.	Rueff 等	2006	1~6 周：活动度 0°~90°
			早期负重

（待续）

表 5.7（续）

编号	作者	年份	康复计划
24.	Von Lewinski 等	2007	术后：增强股四头肌训练，佩戴支具，限制活动度达12周
			1~6 周：活动度 30°~60°
			6~12 周：活动度 20°~90°
			1~12 周：10kg 部分负重
25.	Dienst 和 Kohn		术后：主动、被动活动度 0°~90°，部分负重，伸展位支具固定 6 周
			3 个月：全幅度下蹲
			1 年：可以进行体育运动

（段莉　许鉴　梁达强　陆伟　译）

参考文献

1. Cameron JC, Saha S (1997) Meniscal allograft transplantation for unicompartmental arthritis of the knee. Clin Orthop 337:164–171
2. Noyes FR, Barber-Westin SD (1995) Irradiated meniscus allografts in the human knee: a two to five year follow-up study. Orthop Trans 19:417
3. Verdonk PCM, Demurie A, Almqvist KF, Veys EM, Verbruggen, Verdonk R (2005) Transplantation of viable meniscal allograft: survivorship analysis and clinical outcome of one hundred cases. J Bone Joint Surg Am 87:715–724
4. Ryu RK, Dunbar VWH, Morse GG (2002) Meniscal allograft replacement: a 1-year to 6-year experience. Arthroscopy 18:989–994
5. Stone KR, Walgenbach AW, Turek TJ, Freyer A, Hill MD (2006) Meniscus allograft survival in patients with moderate to severe unicompartmental arthritis: a 2- to 7-year follow-up. Arthroscopy 22(5):469–478
6. Bhosale AM, Myint P, Roberts S, Menage J, Harrison P, Ashton B, Smith T, McCall I, Richardson JB (2007) Combined autologous chondrocyte implantation and allogenic meniscus transplantation: a biological knee replacement. Knee 14(5):361–368
7. Walker PS, Erkman MJ (1975) The role of the menisci in force transmission across the knee. Clin Orthop 109:184–192
8. Johnson DL, Bealle D (1999) Meniscal allograft transplantation. Clin Sports Med 18:93–108
9. Cole BJ, Carter TR, Rodeo SA (2003) Allograft meniscal transplantation: background, techniques, and results. Instr Course Lect 52:383–396
10. Rodeo SA (2001) Meniscal allografts—where do we stand? Am J Sports Med 29:246–261
11. Cole BJ, Cohen B (2000) Chondral injuries of the knee. A contemporary view of cartilage restoration. Orthop Spec Ed 6:71–76

12. Rijk PC (2004) Meniscal allograft transplantation—part i: background, results, graft selection and preservation, and surgical considerations. Arthroscopy 20:728–743
13. Potter HG, Rodeo SA, Wickiewicz TL et al (1996) MR imaging of meniscal allografts: correlation with clinical and arthroscopic outcomes. Radiology 198:509–514
14. Zukor DJ, Cameron JC, Brooks PJ et al (1990) The fate of human meniscal allografts. In: Ewing JW (ed) Articular cartilage and knee joint function. Raven, New York, pp 147–152
15. Garrett JC (1993) Meniscal transplantation: a review of 43 cases with 2- to 7- year follow-up. Sports Med Arthrosc Rev 1:164–167
16. Kuhn JE, Wojtys EM (1996) Allograft meniscal transplantation. Clin Sports Med 15:537–556
17. Stollsteimer GT, Shelton WR, Dukes A, Bomboy AL (2000) Meniscal allograft transplantation: a 1-to-5 year follow-up of 22 patients. Arthroscopy 16:343–347
18. Verdonk PCM, Demurie A, Almqvist KF, Veys EM, Verbruggen G, Verdonk R (2006) Transplantation of viable meniscal allograft. J Bone Joint Surg Am 88(1 Suppl 1):109–118
19. Aagaard H, Jorgensen U, Bojsen-Moller F (2003) Immediate versus delayed meniscal allograft transplantation in sheep. Clin Orthop 406:218–227

第 2 部分
半月板替代品

第 6 章　胶原半月板移植物

Joan Carles Monllau, Marc Tey, Erquicia, Joan Carles Monllau, Xavier Pelfort

6.1 基础科学

6.1.1 引言

半月板在膝关节中起着关键的生理以及生物力学功能。它把负荷向相邻关节软骨分散，从而保护透明软骨不受磨损。在因损伤导致手术切除受伤组织的膝关节疾病中，半月板撕裂是最常见的损伤。然而，众所周知，自从有了 King[1] 和 Fairbank[2] 的开创性著作以来，半月板组织缺损往往导致骨性关节炎和不可修复的膝关节损伤。膝关节镜下半月板部分切除技术的进步改善了这些结果。然而，长期随访研究仍然显示相当多的患者受到了半月板缺失的影响[3,4]。

为保持膝关节功能和免受疼痛影响，30 年前出现的一项保留半月板的新技术又受到广泛关注。由于人工假体不能很好地替代半月板的功能，而且同种异体移植物获取有限，为解决这一问题而研发了组织工程技术。胶原半月板移植物（CMI，ReGen Biologics，Hackensack，New Jersey，USA）是以胶原为基质的半月板移植物（包含在一种可吸收支架材料之中），可支持新生组织的生长并最终重新生成新的半月板。它是一种生物可吸收材料，由高度纯化的 I 型胶原蛋白形成海绵纹理。20 世纪 90 年代早期，胶原半月板移植物由牛胶原发展而来，一开始是为了促进节段性半月板缺损的再生修复[5]。Stone 等人[6,7]首先证实，此移植物在狗和人体具有半月板组织再生能力。

到目前为止，内侧胶原半月板移植物的试验和临床经验已取得了令人满意的结果[7-11]，而且外侧半月板移植物也已在开发并且最近已在欧洲的几个研究中心进行测试。

本章的目的是描述胶原半月板移植物的背景和手术方法，以及从作者 15 年经验中获得的一些技巧和技术限制，从而可能帮助读者获得最大的成功经验。此外，还介绍了 10 年内侧胶原半月板移植实践所取得的结果。

6.1.2 背景

胶原基质作为纤维组织生长的模板，在 20 世纪 80 年代早期，因其他不同目的被开发[12-14]。根据同样的试验流程，为促进半月板组织的再生，可吸收胶原半月板移植技术被发展起来。犬模型试验研究表明，支架在慢慢地被重新吸收的同时，能够促进半月板的再生。在这些研究中，再生的半月板和犬原有的半月板软骨有着相似的组织学和生物化学外观[5,6]。Genovese 等人[15]最近描述了移植物术后至少 6 个月的超微结构。这些活检结果显示，受体的细胞（可能从邻近的滑膜产生）迁移到胶原半月板支架，然后分化成为成纤维细胞样细胞并合成适当的细胞外基质。

6.1.3 植入物

20 世纪 80 年代早期，胶原半月板移植物被认为会使半月板再生。它和人原有的半月板有相似的尺寸和形状。植入物由取自牛跟腱的 I 型胶原纤维构成。肌腱组织被修剪剁碎后，使用各种化学处理除去非胶原蛋白质和脂类，I 型胶原纤维最后得到纯化。将纯化的胶原纤维放入透明质酸和硫酸软骨素中膨胀然后匀浆。通过添加氢氧化铵使肿胀的胶原纤维和糖胺聚糖共沉淀，然后将沉淀的纤维脱水，手动放入模具定向、冻干、化学交联，最后用 γ 射线进行灭菌[5]。

6.1.4 患者的选择标准

胶原半月板移植物不是一个假体装置。它旨在提供一个可吸收支架，随着时间的推移，将被患者自己的组织替换。与同种异体半月板替换整个半月板不同，胶原半月板移植只替换半月板损坏或丢失的部分。理想的患者必须有完整的半月板边缘和前后角，为支架提供稳定的附着处。

否则将不能承受旋转应力，使移植物从胫骨平台挤出，最终导致移植手术的失败。此外，胶原半月板移植的手术位置至少延伸到半月板的红－白区，此处能够提供足够的血管供应。

患者的排除标准是：既往有胶原半月板移植手术史，或者对胶原过敏、炎症性关节炎或退行性关节病，或者存在手术区缺血性坏死的证据。患者对牛或其他动物衍生产品过敏、免疫系统亢进、全身或局部感染也是手术的禁忌证。

6.2 手术方法和结果

6.2.1 手术方法的建议和技巧

胶原半月板移植的技术包括通过标准的前内侧和前外侧入路进行关节镜下膝关节评估。确认半月板有撕裂后，切除不可弥补的损伤组织，并保留半月板组织边缘及前后角（图 6.1）。通过清创进入血管区在外周创建一个出血床。如果健康的半月板边缘是从红－白区获取，为保证实现良好的血供，外科医生必须做半月板钻孔（图 6.2）。这可以通过多次由外向内使用 18G 腰穿针穿刺，也可以由内向外使用微骨折锥完成，

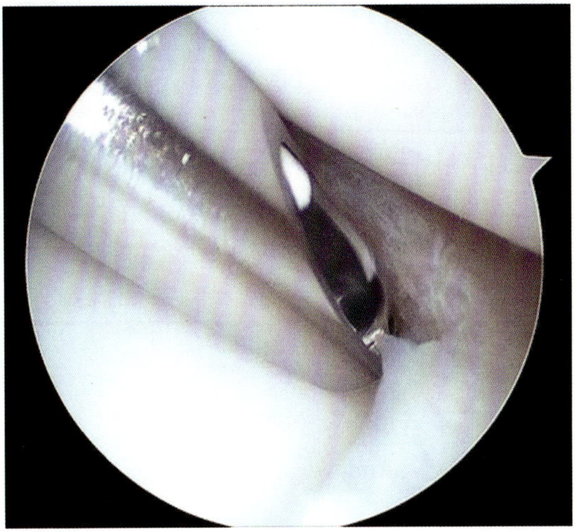

图 6.1　切除损伤半月板组织来制备移植床，从而保证有稳定的半月板边缘来适当地固定移植物。

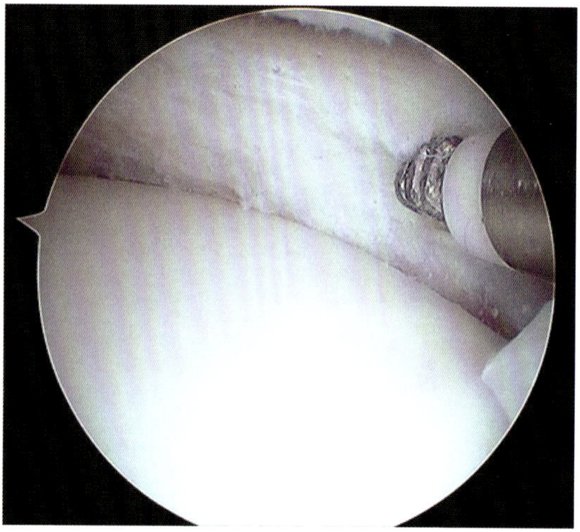

图 6.2 高频射频处理滑膜与半月板以保证血液供应，标记半月板缺损区域。

创建的通道也可以促进细胞在内生长。当膝关节内侧较紧时，可在穿刺时施加一个外翻的力，使内侧副韧带部分松弛，从而降低了关节软骨的损伤并使整个过程更加方便。

用校准的铁氟龙棒测量半月板的损失或切除的面积，然后估计所需植入物的大小（图 6.3）。为了在最后构建完成后使移植物和保留的半月板组织之间有适当的压力，应根据所确定的缺损面积准备移植物，移植物的大小要比缺损面积大 3~5mm。使用血管钳扩大前内或前外入路（约 2cm），然后通过此入路将移植物植入缺损处（图 6.4）。为了使这一过程更加顺利，手术医生应避免直接放入移植物，从而避免支架在植入过程中发生翻转。然后将移植物缝合到保留的半月板组织上，这一过程既可以使用由内向外的缝合，也可以使用由外向内的缝合方法。如果使用由内向外的缝合方法，将会增加一套完整的定向套管以及额外的后入路或几个小缝合针穿刺伤（图 6.5）。无论哪一种半月板修复方法，都推荐使用 2/0 不可吸收缝线。半月板边缘首选垂直褥式缝合方法，前后角首选水平缝合方法（图 6.6）。缝线之间应保留 5mm 间距，内侧或外侧半月板后角应紧密缝合[16]。然而，如果手术医生使用全内缝合系统（Fastfix，S&N，Andover，USA），缝线之间保留大约 1cm 针距也是足够的。

图 6.3 用校准的铁氟龙棒测量缺损尺寸大小以确认所需移植物尺寸。

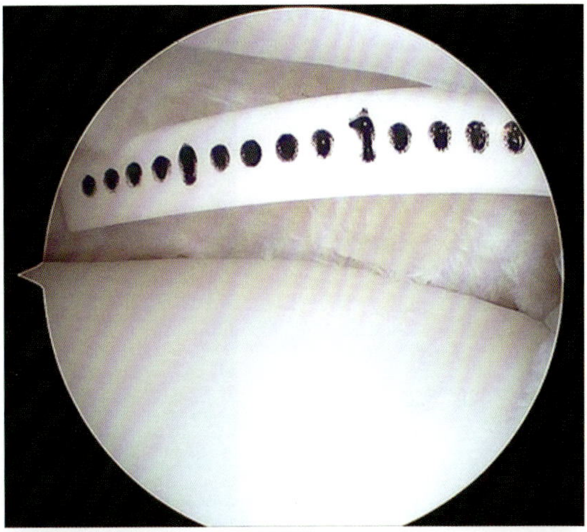

图 6.4 用血管钳直接放入胶原半月板移植物。

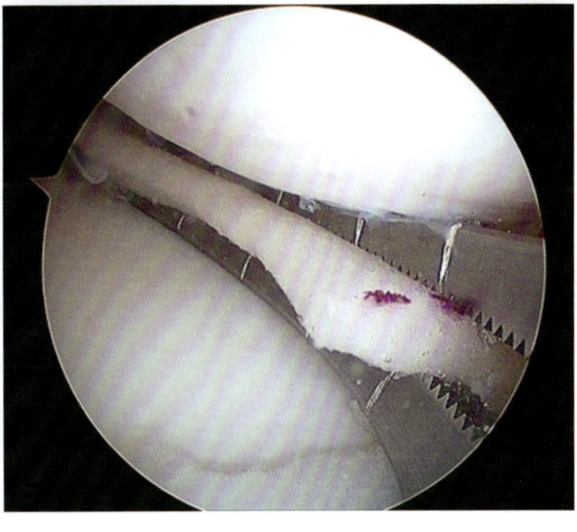

6.2.2 特殊情况

膝关节不稳定或下肢轴向对线不良是常见相关问题。前交叉韧带重建可以与胶原半月板移植术同时施行。在这种情况下，用于前交叉韧带重建的骨隧道钻取后，移植物通过骨隧道并固定在股骨止点上。然后手术医生继续施行半月板移植术，移植过程中要避免所涉及的半月板

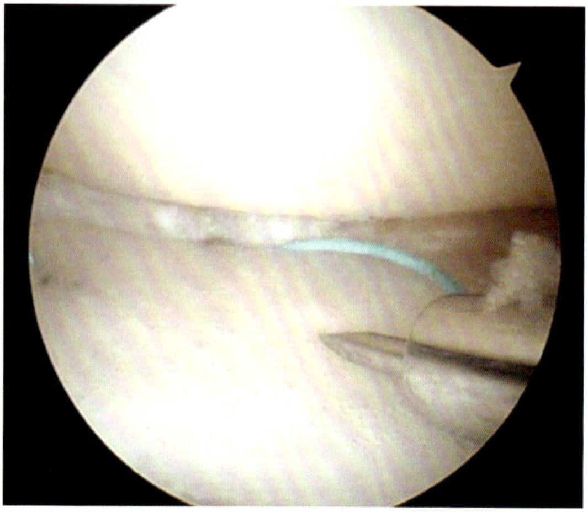

图 6.5 使用定向套管由内向外缝合。

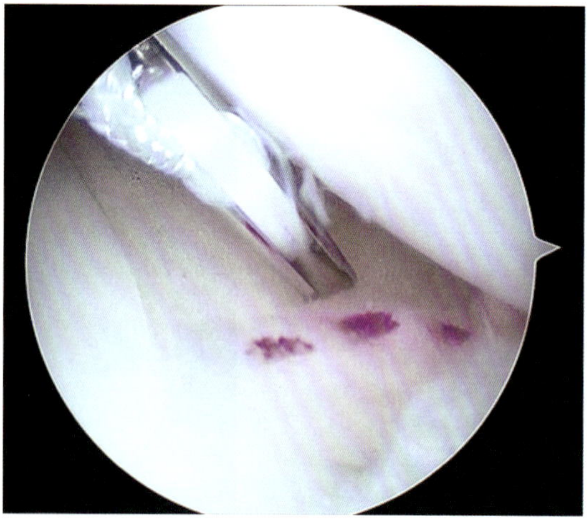

图 6.6 在半月板前角使用全内缝合法。

部分产生任何张力。植入物被准确固定后，立刻将膝关节牵拉至屈曲 20°，并且将前交叉韧带移植物固定在胫骨止点上。

如果实施这种手术，通常首先进行胶原半月板移植。前交叉韧带重建应该在胶原半月板移植术后 12 周内完成，因为膝关节不稳会对半月板移植物产生不利影响。

如果下肢存在轴向对线不良，应在手术之前或至少在植入移植物的同时予以纠正。对线不良可能使所累及半月板部分过度载荷，并可能在早期组织再生过程中对移植物造成损害，但是没有相关的对照研究证实这一可能性。无论是否有与对线不良共存的骨性关节炎，应在手术之前或至少在手术的同时纠正这些异常。

如果同时进行了截骨术和移植术，应当考虑制订特殊的胶原半月板移植康复计划。

6.2.3 康复

术后康复计划的制订：在前 2 周，患者拄拐行走时，需穿戴膝关节功能支具，并且支具要锁紧在完全伸直位，行走时保持膝关节完全不负重。在做膝关节被动活动度练习时，可以取下功能支具。4 周后，不再继续穿戴功能支具,可以做无范围限制的膝关节主动和被动活动度练习，患者可逐渐增加负重，在第 6 周最终达到完全负重。8 周后，患者可弃拐行走。在恢复到活动完全不受限之前，患者在术后就要开始康复锻炼并且要逐渐增加强度。患者在胶原半月板移植术后至少 6 个月才可以恢复运动。

6.2.4 结果

有几项非随机临床随访研究了胶原移植术，并在大量的病例中观察到术后再生的半月板样组织和膝关节的功能改善。Zaffagnini 等人对 8 例行胶原半月板移植术的患者进行了长达 6~8 年的随访，并做了前瞻性的研究。所有患者在术后 3 个月都能够恢复日常活动。其中 7 例患者不论是主观的辛辛那提膝关节评分还是客观的 IKDC 评分均有所改善。没有改善的 1 例患者前交叉韧带再次损伤。MRI 检查显示 5 例患者有信号改变，2 例患者是正常信号。在这项系列研究中，植入物预期大小的减小是一个常见的发现。

Bulgheroni 等人也对 34 例行内侧胶原半月板移植术的患者进行了 X 线片和磁共振成像研究。术后 2~5 年的 Lysholm 和 Tegner 评分和术前评分相比均有显著改善。MRI 信号在植入术后也有所改善。信号强度逐渐下降，但是和正常半月板的信号相比仍有差别。胶原半月板移植之后，内侧间室的软骨表面不再进一步退化。如果与正常内侧半月板比较，大多数病例中的移植物新生组织复合物的大小有轻微的减少。

Monllau 等人随访了 25 例关节镜下行胶原半月板移植术的患者。结果发现，5 例患者由于此前的内侧半月板切除出现了持续性关节线疼痛，20 例患者在关节镜下发现无法修复的半月板撕裂。术后对 22 例患者进行最少 10 年的评估是可以实现的。术后 1 年，膝关节临床功能评分和疼痛症状改善非常显著，而且这种结果此后不会再发生变化。最近的临床随访结果表明，影像学结果显示关节线只发生非常小的狭窄甚至不会发生狭窄。根据 Genovese 标准[15]，MRI 结果显示 2/3 的病例为 2 型半月板。同样，再次出现了所有新生的半月板比预期的体积较小的情况。患者群体中的移植失败率是 8%（2/25）。没有出现移植物相关的并发症。

最近，Zaffagnini 等人[17]分析了 33 例半月板损伤患者术后 5~10 年的结果。部分患者非随机性地进行了内侧胶原半月板移植术，其余患者（对照组）进行了内侧半月板部分切除。和半月板部分切除组相比，胶原半月板移植组均显著降低 VAS 疼痛，并表现了更高的客观 IKDC、Tegner 和 SF-36 评分。影像学结果显示，胶原半月板移植组内侧关节间隙狭窄明显减小。MRI 结果显示，胶原半月板移植组有 11 例出现黏液变性信号。因此，最少 10 年的随访研究表明，胶原半月板移植治疗组在减轻疼痛、活动水平和影像学结果方面优于单纯半月板部分切除组。

这一结果被 Rodkey 等人[18]进行的大型研究进一步优化。这些作者报道了前瞻性多中心随机对照试验，比较了内侧胶原半月板移植术和内侧半月板部分切除术的结果，并且进行了平均 5 年的随访。311 例患有半月板疾病的患者被分为两个组。第一组为急性病组，患者之前没有行半月板相关手术。第二组是慢性病组，这些患者行一次或多次半月板切除手术。他们被随机分配接受胶原半月板移植术或半月板部分切除术。接受胶原半月板移植术的患者同意在术后 1 年行二次关节镜探查，并对新生组织的数量和质量进行评估。根据 Tegner 评分，接受半月板移植的慢性病患者和对照组相比，活动能力恢复更好，而且行患侧膝关节再手术的也明显减少。然而，在急性病患者中，未发现这两种手术效果的区别。另一方面，移植术后 1 年二次关节镜探查表明，胶原半月板移植术有助于具有生物力学功能的新生类半月板组织的形成。

6.3 总结

根据现有文献，对患者进行最少 10 年的临床随访表明，胶原半月板移植术的替代治疗产生显著的疼痛缓解和功能改善的效果。植入物的大小通常会出现减小，但是长期的证据显示这种手术比较安全，而且移植失败率较低。据观察，大多数病例未发现退行性膝关节疾病的发生或进展。既往行半月板切除术的有症状患者会得到最大的改善，特别是胶原半月板移植的患者和新发的半月板反复切除的患者相比，症状改善更加明显。

尽管胶原半月板移植术对膝关节是安全的，而且没有明显的副作用，但是移植物降低退行性疾病风险的疗效仍有待证明。

（王大明　刘洋　李阔阔　彭亮权 译）

参考文献

1. King D (1936) The function of semilunar cartilages. J Bone Joint Surg 18A:1069
2. Fairbank TD (1948) Knee joint changes after meniscectomy. J Bone Joint Surg 30-B:664–670
3. Burks RT, Metcalf MH, Metcalf RW (1997) Fifteen-year follow-up of arthroscopic partial meniscectomy. Arthroscopy 13(6):673–679
4. Higuchi H, Kimura M, Shirakura K, Terauchi M, Takagishi K(2000) Factors affecting long-term results after arthroscopic partial meniscectomy. Clin Orthop Relat Res 377:161–168
5. Stone KR, Rodkey WG, Webber RJ et al (1990) Future directions: collagen-based prostheses for meniscal regeneration. Clin Orthop 252:129–135
6. Stone KR, Rodkey WG, Webber RJ et al (1992) Meniscal regeneration with copolymeric collagen scaffolds. In vitro and in vivo studies evaluated clinically, histologically, and biochemically. Am J Sports Med 20:104–111
7. Stone KR, Steadman JR, Rodkey WG, Li S-T (1997) Regeneration of meniscal cartilage with use of a collagen scaffold. Analysis of preliminary data. J Bone Joint Surg Am 79:1770–1777
8. Steadman JR, Rodkey WG (2005) Tissue-engineered collagen meniscus implants: 5- to 6-year feasibility study results. Arthroscopy 21(5):515–525
9. Zaffagnini S, Giordano G, Vascellari A et al (2007) Arthroscopic collagen meniscus implant results at 6–8 years follow up. Knee Surg Sports Traumatol Arthrosc 15(2):175–183
10. Bulgheroni P, Murena L, Ratti C, Bulgheroni E, Ronga M, Cherubino P (2010) Follow-up of collagen meniscus implant patients: clinical, radiological, and magnetic resonance imaging results at 5 years. Knee 17(3):224–229
11. Monllau JC, Gelber PE, Abat F et al (2011) Outcome after partial medial meniscus substitution with the collagen meniscal implant at a minimum of 10 years' follow-up. Arthroscopy 27(7):933–943
12. Burke JF (1983) Observations on the development of an artificial skin. J Trauma 23:543–551
13. Yannas IV, Orgill DP, Silver J et al (1985) Polymeric template facilitates regeneration of sciatic nerve across a 15 mm gap. Polym Mater Sci Eng 53:216–218

14. Li ST, Archibald SJ, Krarup C et al (1990) Semipermeable collagen nerve conduits for peripheral nerve regeneration. Polym Mater Sci Eng 62:575–582
15. Genovese E, Angeretti MG, Ronga M et al (2007) Follow-up of collagen meniscus implants by MRI. Radiol Med 112(7):1036–1048
16. Stone KR, Rosenberg T (1993) Surgical technique of meniscal replacement. Arthroscopy 9(2):234–237
17. Zaffagnini S, Marcheggiani Muccioli GM, Lopomo N et al (2011) Prospective long-term outcomes of the medial collagen meniscus implant versus partial meniscectomy: a minimum 10-year follow-up study. Am J Sports Med 39(5):977–985
18. Rodkey WG, DeHaven KE, Montgomery WH III et al (2008) Comparison of the collagen meniscus implant with partial meniscectomy: a prospective randomized trial. J Bone Joint Surg Am 90(7):1413–1426

第7章　聚氨酯移植物（ACTIFIT）

Rene Verdonk, Jacquelien de Groot, Peter Verdonk, Eva-Lisa Heinrichs

7.1 基础科学

7.1.1 引言

对于半月板部分切除术潜在不良结果认知的增加，推动了一种新型半月板支架的发展——由 Orteq 生物工程公司提供的 Actifit™。这种器材于 2008 年 7 月被欧盟认证为用于治疗内侧或外侧不可修复的半月板撕裂的方法。Actifit™ 由高度连通的多孔合成材料构成（图 7.1），能够促进组织向内生长。久而久之，合成的类半月板组织开始出现缓慢降解。Actifit™ 是一种具有理想的机械强度、生物相容性、多孔结构、安全降解、易用性的脂肪族聚氨酯材料。它有两种形状：内侧和外侧 Actifit™（图 7.2）。

7.1.2 背景

半月板支架的发展源于 20 世纪 80 年代。由各种合成聚合物构成的支架材料已经被当作半月板修复或半月板移植材料用于动物试验[1-22]。基于这些研究，对于理想移植物的孔径大小、多孔结构、降解率、降解产物、机械性能以及在关节镜操作过程中的易用性等一系列要求已经很成熟。关于机械性能，高度缝合抗拔力和足够的刚度是必不可少的。目前用作植入可降解聚合物设备的合成聚合物主要是丙交酯、ε－己内酯、乙交酯、环丙烷碳酸酯的共聚物，这仍然不能满足所有需求。

聚氨酯是一类易碎且不够坚硬、柔软且具有粘合性的材料[14]。分子结构能够被调整，因此其机械性能和降解率也会随之发生变化。它们由软硬交替、多分散性小块构成（图 7.3）。具有优良的生物相容性，这些特征使聚氨酯成为一种最理想的合成生物材料[23]。除 Orteq 移植材料外，投入市场的聚氨酯都含有芳香族二异氰酸酯，这可能会产生少量可降解的有毒二元胺。尽管从未被证明会释放有毒的二元胺或释放导致的问题，芳香族聚氨酯在过去仍然被用作半月板重建材料成功植入狗的体内[1-4, 7-11, 17, 18, 20-22, 24]。有毒胺类物质释放的可能性让人们对聚氨酯有了负面的看法。因此，决定重点关注聚氨酯基 1,4- 丁烷二异氰酸酯[16, 25-33]。通过降解，脂肪族聚氨酯释放出的 1,4- 丁烷二异氰酸酯（又被称作腐氨）已经存在人体之中。

图 7.1　扫描电镜下 Actifit™ 的多孔结构。

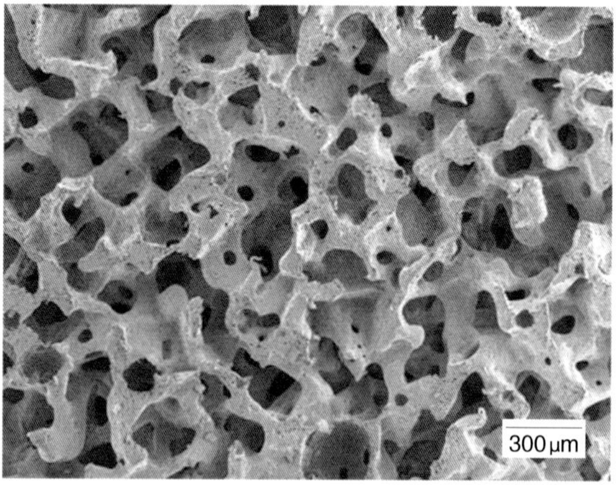

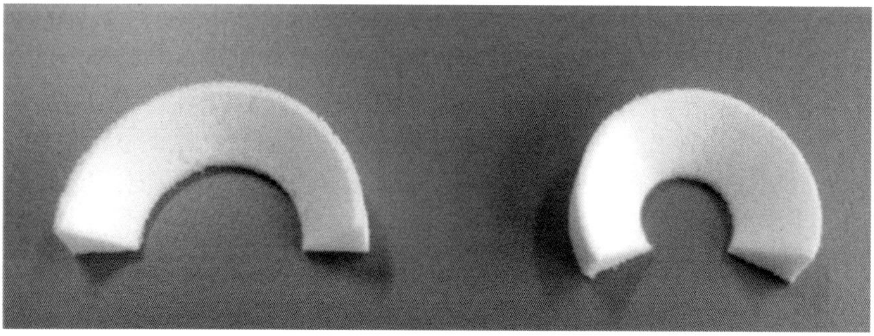

图 7.2　内侧和外侧的 Actifit™。

7.1.3 一种新型的合成聚合物

Actifit™ 提供的聚合物由两部分组成：柔软的部分称为聚酯，坚硬的部分称为聚氨酯。此聚合物专为半月板的应用而研制[29]。聚合物 80% 的柔软部分是一种可生物降解的聚酯，它具有弹性并可确定降解率。聚合物其余 20% 是半降解、半透明的聚氨酯，大小均匀，提供了机械强度。

聚乙烯（ε－己内酯）（聚合物链上的线条，图 7.3）是一种可降解的聚酯，主要应用于一些植入的生物降解性医疗设备中缝线及缝线上的涂层。聚氨酯坚硬部分（聚合物链上的白方框，图 7.3）包含两个 1,4– 丁烷二异氰酸酯（BDI）和一个 1,4 – 丁二醇（BDO）。聚氨酯坚硬部分设计得非常小（2~3nm），大约比人体细胞小 5000 倍。

为了获得一个比芳香族聚氨酯更具优良机械性能的聚氨酯，必须改变传统的聚氨酯合成过程[25]。在没有催化剂的作用下制备出聚氨酯，这有助于聚合物的生物相容性。无催化剂有助于坚硬部分的均质性和机械性能[29]。

7.1.4 降解

Actifit™ 提供的聚氨酯降解率非常低。降解发生在聚乙烯（ε－己内酯）柔软部分酯键的水解后（图 7.3）。聚氨酯坚硬部分比聚己内酯部分更加稳定，并且可以在聚己内酯水解后继续维持稳定。可以预料到这些片段在融合时不被降解。如果聚氨酯部分被巨噬细胞（或巨细胞）吞噬，那么坚硬部分就会很安全地降解。这在科学研究中已被证实，聚氨酯具有类似聚氨酯硬段[34,35]并且 Orteq 生物相容性的硬段测试也证实

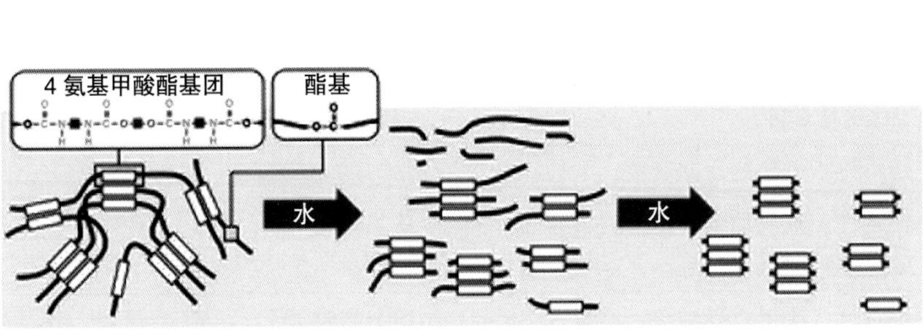

图 7.3　Actifit™ 聚氨酯的水解。

了这一点[36]。

聚己内酯部分的降解预计需要4~6年。体外降解试验（37℃和pH值7.4的磷酸盐缓冲液）表明，1.5年后聚氨酯分子重量减少50%，然而移植物的重量没有减少[16]。

已确认的降解产物生物相容性不仅通过了Orteq公司的检测，而且大量的文章已证实释放产物的无毒性。本书的下一节将综述所进行的试验[37–39]。

7.1.5 临床前期的生物相容性和动物试验

Orteq已经完成了多次有关Actifit™移植物和坚硬部分的生物相容性试验（表7.1）。Actifit™已经通过了所有的测试。

两项米格鲁猎犬研究用的是Actifit™材料[24, 40]。第一项研究是在半月板全部切除后植入Actifit™材料。随访期为6个月。用穿过胫骨上钻孔的缝线将植入物各角固定在胫骨平台上。用半月板全切除术作为对比。

表7.1 Orteq对Actifit™进行的测试

测试需求	相关标准
毒性	ISO10993-05
敏感性	ISO10993-10
皮内刺激	ISO10993-10
急性全身毒性	ISO10993-11
亚慢性毒性和局部耐受性综合测试（移植物和硬段）	ISO10993-06和ISO10993-11
慢性毒性和局部耐受性综合测试（移植物和硬段）	ISO10993-06和ISO10993-11
遗传毒性：细菌的反向突变	ISO10993-03
遗传毒性：哺乳动物细胞体外培养的染色体畸变试验	ISO10993-03
遗传毒性：小鼠骨髓微核	ISO10993-03
小颗粒兔膝磨损碎片	ISO10993-06（已调整）

在第二项研究中，Actifit™ 材料植入后 6 周和 24 周，用半月板切除术和自体半月板作为对比[40]。Actifit™ 植入物在没有关节囊形成的前提下可以完全融入组织，并且免疫反应很轻微，不超过 1 级。新生组织的组织学检查显示含有蛋白聚糖和Ⅱ型胶原的类半月板组织已形成（图 7.4）。由于动物模型的局限性，没有预见也没有观察到软骨保护效应。然而，人们猜测软骨保护效应的缺失与植入物材料相关[24]。没有明确的结论认为是因为接受植入物的技术问题导致这种特殊模型胫骨平台受到了严重损伤。因此，最近对羊进行的研究将 Actifit™ 材料在半月板部分切除后植入，用半月板部分切除术作为对比[41]。尚没有发现材料对关节软骨的负面影响。此外，Actifit™ 材料的摩擦系数与 3 个月后相比也没有出现明显的不同。

7.1.6 临床结果

Actifit™ 的临床结果表明，移植术后的第 3、6、12 个月，基线有明显的提升，这一结果已被视觉模拟评分（VAS）、国际膝关节文献委员会（IKDC）评分、膝关节损伤和骨关节炎评分（KOOS）以及 Lysholm 评分验证。直流磁共振扫描显示在植入后 3 个月已经有 85.7% 的组织生长，而且术后 12 个月的活检可以观察到具有潜在分化的类半月板细

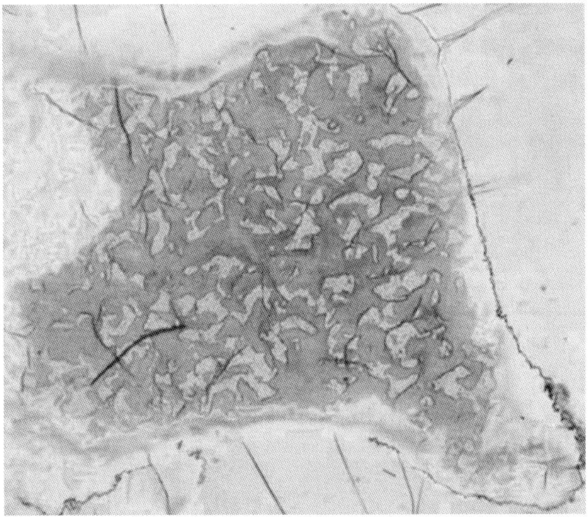

图 7.4　Actifit™ 植入物植入狗体内 24 个月，植入物后部光学显微镜所见。

胞[42]。总之，Actifit™ 是一种新型的、具有生物相容性的聚合物材料，是为了治疗不可治愈的半月板缺损而设计的组织长入基质。

7.2 技术和结果

7.2.1 介绍

不可治愈的半月板撕裂导致的疼痛和其他短期或长期后遗症在骨科领域仍是一个挑战，需要一种能被患者和外科医生接受的新的治疗方案。

Orteq 公司（英国伦敦）开发了一种聚氨酯支架，即 Actifit®，通过促进血管生成和半月板组织再生来治疗不可治愈的、疼痛的半月板撕裂和半月板组织缺损。提供有内外侧构件（图 7.5）。使用标准包括：具有完整的半月板边缘，以及前后角有足够的组织以便固定支架。其他要求包括：需要完好稳定的膝关节，ICRS 分级 ≤ 3，体重指数 < 35kg/m^2，以及没有全身性疾病或感染后遗症。

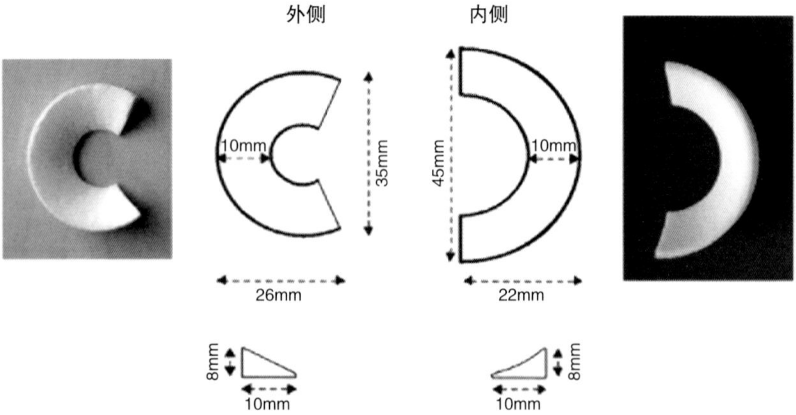

图 7.5　内外侧构件的 Actifit® 半月板支架材料。

7.2.2 移植过程、术后护理和康复

7.2.2.1 移植过程

Actifit® 半月板支架材料的植入是采用标准膝关节镜手术方法和设备在关节镜下进行的。详细说明及相关警告和预防措施参见设备的使用说明书。

骨科医生决定采用脊髓麻醉还是全身麻醉后，施加止血带后通常就可以进行 Actifit® 半月板支架材料的植入。可以采用下肢适当的外翻应力定位。

在植入内侧和外侧半月板支架材料之前，需要评价软骨状态和剩余半月板壁状态及完整性。就外侧半月板而言，对于牢固的固定和理想的组织再生，横跨腘肌裂孔的半月板壁的完整性是至关重要的。软骨和韧带的所有病理表现应该仔细记录。

对于狭小的内侧间室，可采用由外向内的穿刺方法使内侧副韧带膨胀。在外翻应力下用关节镜灯光照射，外科医生就能够将探针从膝关节的后内侧插入关节腔内。识别出内侧副韧带，便可以穿刺松解此韧带直至获得良好的暴露。

也可以采用 Steadman 描述的由内向外穿刺松解技术。在关节镜下，可以看到膝关节的后内侧角。采用 Steadman 穿刺技术，可以触及内侧副韧带并将其松解，以便打开膝关节获得良好的视野。

由于解剖因素，上述可以在内侧间室使用的穿刺松解术在外侧间室是不可能使用的，不过外侧间室很少会出现狭窄。

为了促进愈合，可以在半月板边缘进行穿刺，让血管跨过各通道，因此建议轻轻打磨滑膜衬里。清理和准备之后，缺损便达到红 – 红区或红 – 白区，距滑膜边缘 1~2mm。用 Actifit® 提供的半月板标尺和半月板标尺参考线沿缺损内缘可以测量出缺损大小。

Actifit® 半月板支架材料要用手术刀测量并切割（图 7.6）。要始终维持无菌状态。不要担心此支架不够大。为了让支架与缺损吻合，支架的长度大约要超过 10%，即 $<$ 3cm 的小缺损可超过 3mm，$>$ 3cm 的较大缺损可超过大约 5mm。建议将前侧切成 30°~45° 的角度以便于缝合（图 7.7）。

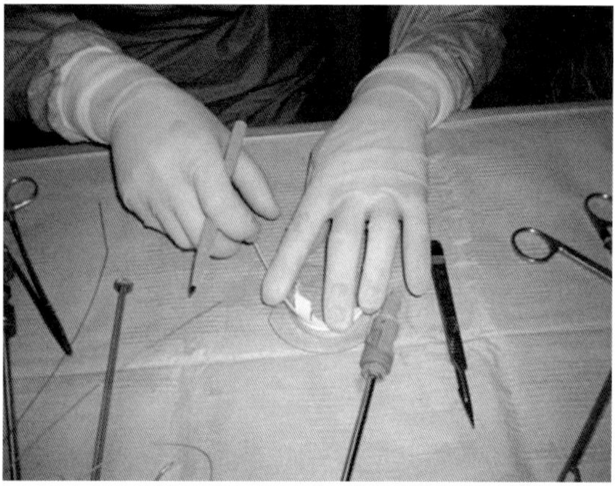

图 7.6 用手术刀修切 Actifit® 半月板支架材料使其与半月板缺损吻合。

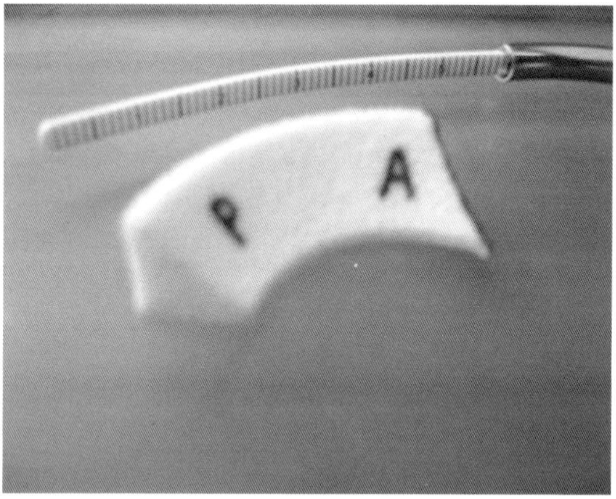

图 7.7 应将其前侧切成 30°~45° 角，以便容易缝合。

为了便于植入，需要在前内侧和前外侧入路做 2~3mm 小切口。关节镜中央经髌骨肌腱入路是最佳入路。为了便于支架的植入，建议入路的大小近似于小手指的大小。此外，如果采用由内向外的半月板固定技术，需要做后内侧或后外侧切口。

尽管 Actifit® 材料便于操作，而且坚硬灵活，但还是要小心处理。将剪切好的 Actifit® 支架通过前内侧或前外侧入路，用非空心的组织抓紧器如 Acuflex™（Smith 和 Nephew）置入膝关节腔内（图 7.8）。在支架材料头尾分别做标记，以免出现定位问题。应将 Actifit® 支架的后部

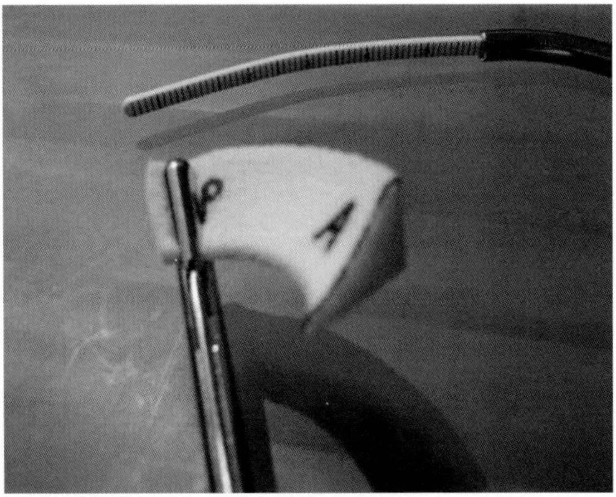

图 7.8 应使用钝头抓钳操纵支架。在半月板支架表面标记头部和尾部是有用的。

定位，然后通过前内侧或前外侧入路将支架植入膝关节腔内。为了确保支架理想的初始位置以及良好的固定，垂直连续缝合可以将支架固定在自体半月板组织上。

Actifit® 支架的固定是通过将支架缝合在自体半月板组织上来实现的。推荐使用标准的 2/0 不可吸收缝线（如聚酯和聚丙烯）和编织或单股缝线。使用哪一种缝合技术取决于缺损的位置以及外科医生的经验和偏好。全内缝合通常用于后角和边缘后方。全内缝合、由内向外和由外向内缝合可用于边缘的中间或前方。由外向内的水平缝合技术通常用于前角的缝合。

固定应该从支架后缘的水平全内缝合开始，一直缝合到自体半月板。缝合要牢固，但不能过紧，因为过紧可能导致支架表面形态改变并产生凹痕。缝线间距应该保持在大约 0.5cm（图 7.9a）。每一次缝合均应在支架高度的 1/3 至 1/2，应取决于支架较低的一面（图 7.9b）。穿过腘肌的缝合对后期功能没有损害。

一旦按要求缝合好后，就要用刨刀进一步修整支架并在关节内微调。用探针测试固定物的稳定性，并在 0°~90° 范围内小心活动膝关节。

7.2.2.2 术后护理

移植 Actifit® 支架后，最好在外科医生的指导下进行疼痛和预防血栓的药物治疗，其治疗基本与经典半月板缝合术后治疗相同。

尽管手术决定了半月板支架的稳定性，但植入后第 1 周加压绷带上需要设置刚性可拆除支具。

7.2.2.3 术后康复

移植 Actifit® 支架后，应严格按照推荐的术后康复计划进行护理，以确保愈合最佳条件并防止新生的脆弱组织受到有害应力。一直到术后前 3 个月，此时期组织重塑和成熟过程一直在进行。康复计划需要责任骨科医生针对具体患者不断地审核和修订，而且要在专业的理疗师监督下执行，这点很重要。

术后 4 周内不能负重。4 周后可以开始部分负重，到术后 9 周可以 100% 负重。体重≤ 60kg 的患者，按每周 10kg 增加负重；体重≤ 90kg 的患者，按每周 15kg 增加负重。14 周以后可以拆除支具。

按照此康复计划，术后即可开始活动。前 2 周可在伸展位屈曲 30°，第 3 周活动度可屈曲 60°，第 4、5 周可屈曲 90°。从第 6 周开始，屈曲度可进一步增加，直到可以实现全范围活动，但是要避免剧烈活动。轻度锻炼包括股四头肌等长练习、髌骨的活动、足跟滑动、股四头肌组合练习、对抗马蹄足足部训练以及跟腱伸展，建议从术后第 1 周开始。

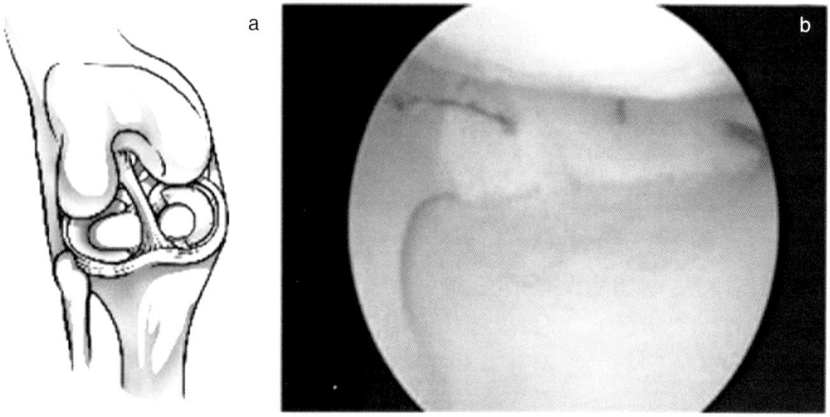

图 7.9 (a) 缝线之间的距离约为 0.5cm。(b) 每根缝线均位于从支架下表面确定的高度的 1/3 至 1/2，以便进行可靠的固定。

9周后可以开展其他练习，包括腘绳肌腱强闭合练习、0°~90° 弓步、本体感觉训练、动态股四头肌训练，以及雇佣一名家庭教练。从第14周开始，建议进行强化的开闭、在水平地面慢跑，以及无支具增强训练和运动相关训练。水疗和游泳可以在术后24周开始。其他运动在责任骨科医生的指导下于6个月后逐步恢复，但接触性运动要在9个月后才可以开始。

7.2.3 临床结果

欧洲9家杰出的骨科医院对使用Actifit® 支架的患者进行了一项前瞻性、单组、非随机临床研究，获得的安全性、临床表现及疗效结果均支持可用来治疗疼痛明显且不可修复的半月板缺损。纳入的患者（n=52）都曾有不可修复的内侧或外侧半月板撕裂，或部分半月板缺失，但边缘完整，前后角均存在，且都有稳定的膝关节。

34例患者采用内侧半月板支架治疗，18例患者采用外侧半月板支架治疗。准备使用Actifit® 支架的群体的统计学和基线特征具有代表性。患者的平均年龄为30.8±9.4岁，且75%为男性患者。平均纵向缺损长度为（47.1±10.0）mm。

这项研究随访期为24个月，其结果已在《美国运动医学杂志》上报道[43]。

7.3 安全性结果

该项研究报道了9例与膝关节相关的严重不良事件（SAE）（5例在膝关节内侧有缺损，4例在外侧有缺损）。其他3例膝关节内侧不良事件及3例膝关节外侧不良事件导致治疗终止。9例SAE中4例不良事件与构件及手术过程无关；4例不良事件与手术相关；无一例不良事件与Actifit® 支架确切相关或者可能相关。

报道了1例严重不良事件与Actifit® 支架以及手术过程有未知的相关性。该病例在关节镜探查下将不融合的支架取出。该患者没有症状，也没有发现对支架产生炎症反应的临床表现，而在大体检查中没有发现软骨损坏的证据。不融合支架取出后，对半月板边缘进行了活检，发现与组织融合的支架均有细胞填充。活检没有发现对支架的炎症反应。因此得出的结论是，融合失败很可能是因为缺乏生物反应。

用解剖 MRI 扫描对植入术后 3、12、24 个月患者的软骨进行了评分。对比基线状态，92.5%（37/40）的患者显示术后 24 个月时病情稳定或者软骨状态有所改善。

7.3.1 疗效结果

使用已经得到验证的临床效果评分来评估疼痛及功能。使用视觉模拟量表（VAS）评估了植入后 3、6、12 和 24 个月的膝关节疼痛。使用国际膝关节文献委员（IKDC）评分、Lysholm 评分、膝关节损伤和骨关节炎评分（KOOS）评估了膝关节功能。

IKDC 评估和 Lysholm 评估的关节功能以及 VAS 评估的疼痛结果显示，术后 3、6、12 和 24 个月报道的结果较基线水平，在统计学及临床上均有显著提高（$P<0.05$）。

在膝关节损伤和骨关节炎评分（KOOS）的 5 个子评分项目中，术后 3、6、12 和 24 个月患者的疼痛、日常活动、生活质量，以及术后 6、12、24 个月的运动 / 休闲和症状方面，在统计学及临床上均有显著提高（$P<0.05$）。

7.3.2 新生组织形成的证据

使用关节镜对术后 12 个月（n=44）的膝关节进行了肉眼观察，并对植入支架内的边缘游离组织进行了组织活检，以评估 Actifit® 支架的内生组织。12 个月时，全部的 44 例活检组织中均观察到关键组织没有坏死或细胞死亡，因此符合支架的生物相容性。此外，组织学数据显示，组织再生、重构、成熟的过程与人类的半月板类似。

通过磁共振动态增强扫描（DCE-MRI）观察支架内的血管形成迹象，以评估植入术后 3 个月的内生组织（n=43）。用全层扫描评估了半月板支架外缘一半的新生血管形成。

术后 3 个月，通过 DCE-MRI 观察到半月板支架外缘一半的 43 例患者中 35 例（81.49%）有组织内生的早期证据。

7.3.3 结论

这种手术不同于公认的方式，没有确认的安全隐患。重要的是，没有发现与手术材料相关的安全隐患，包括软骨破坏、对 Actifit® 支架及其降解物的炎症反应。有效的数据表明，从手术前到术后 3~24 个月的临床主观效果评分在统计学和临床上均有显著的改善。对于那些治疗方式选择有限的患者，24 个月的临床结果为选择 Actifit® 支架治疗的安全性和有效性提供了有力的证据。此外，对比半月板部分切除术，使用 Actifit® 支架治疗不可修复的半月板缺损，在促进新组织生成方面有所获益。

（冯文哲　张华　常崇斐　黄刚　张辉　译）

参考文献

1. Elema H, de Groot JH, Nijenhuis AJ, Pennings AJ, Veth RPH, Klompmaker J, Jansen HWB (1990) Use of biodegradable polymer implants in meniscus reconstruction: 2 biological evaluation of porous biodegradable implants in menisci. Colloid Polym Sci 268:1082–1088
2. de Groot JH (1995) Porous polymeric elastomers for repair and replacement of the knee joint meniscus. PhD thesis, State University Groningen, The Netherlands. http://dissertations.ub.rug.nl/FILES/faculties/science/1995/j.h.de.groot/titlecon.pdf
3. de Groot JH, Nijenhuis AJ, Bruin P, Pennings AJ, Veth RPH, Klompmaker J, Jansen HWB (1990) Use of biodegradable polymer implants in meniscus reconstruction. 1 Preparation of porous biodegradable polyurethanes for the reconstruction of the meniscus. Colloid Polym Sci 268:1073–1081
4. de Groot JH, de Vrijer R, Pennings AJ, Klompmaker J, Veth RPH, Jansen HWB (1996) Use of porous polyurethanes for meniscal reconstruction and prosthesis. Biomaterials 17:163–173
5. de Groot JH, Zijlstra FM, Kuipers HW, Pennings AJ, Klompmaker J, Veth RPH, Jansen HWB (1997) Meniscal tissue regeneration in porous 50/50 copoly (L-lactide/ε-caprolactone) implants. Biomaterials 18:613–622
6. de Groot JH, Kuiper HW, Pennings AJ(1997) A novel method for fabrication biodegradable scaffolds with high compression moduli. J Mater Sci Mater Med 8:703
7. Heijkants RG, van Calck RV, van Tienen TG, de Groot JH, Pennings AJ, Buma P, Veth RP, Schouten AJ (2008) Polyurethane scaffold formation via a combination of salt leaching and thermally induced phase separation. J Biomed Mater Res A 15(87):921–932
8. Klompmaker J (1992) Porous polymers for repair and replacement of the knee joint meniscus and articualr cartilage. PhD thesis, State University Groningen, The Netherlands
9. Klompmaker J, Jansen HWB, Veth RPH, de Groot JH, Nijenhuis AJ, Pennings AJ (1991) Porous polymer implants for repair of meniscal lesions: a preliminary study in dogs. Biomaterials 12:810–816

10. Klompmaker J, Jansen HWB, Veth RPH, de Groot JH, Penings Kuijer R (1992) Meniscal repair by fibrocartilage: An experimental study in the dog. J Orthop Res 10:359–370
11. Klompmaker J, Jansen HWB, Veth RPH, de Groot JH, Nijenhuis AJ, Pennings AJ (1992) Porous polymer implants for repair of full-thickness defects of articular cartilage: an experimental study in the dog. Biomaterials 13:625–634
12. Klompmaker J, Jansen HWB, Veth RPH, Nielsen HKL, de Groot JH, Pennings AJ (1994) Porous implants for the knee joint meniscus reconstruction: A preliminary study on the role of pore sizes in ingrowth and differentiation of fibrocartilage. Clin Mater 14:1–11
13. Klompmaker J, Jansen HWB, Veth RPH, Nielsen NKL, de Groot JH, Pennings AJ (1996) Meniscal replacement using a porous polymer prosthesis: a preliminary study in the dog. Bimoaterials 17:1169–1176
14. Lamba NMK, Woodhouse KA, Cooper SL (1998) Polyurethanes in Biomedical Applications. CRC press, Boca Raton
15. Leenslag JW (1987) Poly (L-lactide) and its biomedical applications. PhD thesis, State University Groningen, The Netherlands
16. Orteq report R08006 in vitro degradation study Actifit™
17. Spaans CJ, de Groot JH, Dekens FG, Veth RPH, Pennings AJ (1999) Development of new polyurethanes for repair and replacement of the knee joint meniscus. Polym Prep 40:589–590
18. Spaans CJ, Belgraver VW, Rienstra OR, Veth RPH, de Groot JH, Pennings AJ (2000) Solvent-free fabrication of micro-porous polyurethane amide and polyurethane urea scaffolds for repair and replacement of the knee joint meniscus. Biomaterials 21:2453–2460
19. van Tienen TG (2004) In-vivo tissue engineering of knee joint meniscus. PhD thesis, University Nijmegen, The Netherlands
20. van Tienen TG, Heijkants RG, Buma P, de Groot JH, Pennings AJ, Veth RP (2002) Tissue ingrowth and degradation of two biodegradable porous polymers with different porosities and pore sizes. Biomaterials 23:1731–1738
21. van Tienen TG, Heijkants RG, de Groot JH, Pennings AJ, Poole AR, Veth RP, Buma P (2003) Presence and mechanism of knee articular cartilage degeneration after meniscal reconstruction in dogs. Osteoarthritis Cartilage 11:78–84
22. Tienen TG, Heijkants RG, de Groot JH, Schouten AJ, Pennings AJ, Veth RP, Buma P (2006) Meniscal replacement in dogs. Tissue regeneration in two different materials with similar properties. J Biomed Mater Res B Appl Biomater 76:389–396
23. Klompmaker J, Jansen HWB, Veth PRH, Nielsen NKL, de Groot JH, Pennings AJ, Kuijer R (1996) Meniscal repair by fibrocartilage in the dog: Characterization of the repair tissue and the role of vascularity. Biomaterials 17:1685–1692
24. van Tienen TG, Heijkants RG, Buma P, de Groot JH, Pennings AJ, Veth RP (2003) A porous polymer scaffold for meniscal lesion repair: A study in dogs. Biomaterials 24:2541–2548
25. de Groot JH, de Vrijer R, Wildeboer BS, Spaans CJ, Pennings AJ (1997) New biomedical polyurethane ureas with high tear strength. Polym Bull 38:211–218
26. de Groot JH, Spaans CJ, Dekens FG, Pennings AJ (1998) On the role of aminolysis and transesterification in the synthesis of ε-caprolactone and L-lactide based polyurethanes. Polym Bull 41:299–306
27. Heijkants RGJC (2004) Polyurethane scaffolds as meniscus reconstruction material. PhD thesis, State University Groningen, The Netherlands. http://dissertations.ub.rug.nl/faculties/science/2004/r.g.j.c.heijkants/
28. Heijkants RG, van Calck RV, De Groot JH, Pennings AJ, Schouten AJ, van Tienen TG, Ramrattan N, Buma P, Veth RP (2004) Design, synthesis and properties of a degradable polyurethane scaffold for meniscus regeneration. J Mater Sci Mater Med 15:423–427

29. Heijkants RG, van Calck RV, van Tienen TG, de Groot JH, Buma P, Pennings AJ, Veth RP, Schouten AJ (2005) Uncatalyzed synthesis, thermal and mechanical properties of polyurethanes based on poly(epsilon-caprolactone) and 1,4-butane diisocyanate with uniform hard segment. Biomaterials 26:4219–4228
30. Orteq report R06036(2) Summary Biocompatibility Testing Actifit™
31. Ramrattan NN, Heijkants RG, van Tienen TG, Schouten AJ, Veth RP, Buma P (2005) Assessment of tissue ingrowth rates in polyurethane scaffolds for tissue engineering. Tissue Eng 11:1212–1223
32. Spaans CJ (2000) Biomedical polyurethanes based on 1,4-butanediisocyanate. PhD thesis, State University Groningen, The Netherlands
33. Spaans CJ, de Groot JH, Dekens FG, Pennings AJ (1998) High molecular weight polyurethanes and a polyurethane urea based on 1,4-butanediisocyanate. Polym Bull 41:131–138
34. Maher SA, Doty SB, Rodeo SA, Brophy R, Potter H, Foo L, Rosenblatt L, Deng X-H, Turner AS, Wright TM, Warren RF. Evaluation of a Porous Polyurethane Scaffold in a partial meniscal defect ovine model. To be published
35. Veth RP, Jansen HW, Leenslag JW, Pennings AJ, Hartel RM, Nielsen HK (1986) Experimental meniscal lesions reconstructed with a carbon fiber-polyurethane-poly (L-lactide) graft. Clin Orthop Relat Res 202:286–293
36. van Minnen B, van Leeuwen MB, Kors G, Zuidema J, van Kooten TG, Bos RR (2008) In vivo resorption of a biodegradable polyurethane foam, based on 1,4-butanediisocyanate: a three-year subcutaneous implantation study. J Biomed Mater Res A 15(85):972–982
37. Spaans CJ, Belgraver VW, de Groot JH, Pennings AJ (1998) A new biomedical polyurethane with a high modulus based on 1,4-butanediisocyanate. J Mater Sci Mater Med 9:675–678
38. Welsing RT, van Tienen TG, Ramrattan N, Heijkants R, Schouten AJ, Veth RP, Buma P (2008) Effect on tissue differentiation and articular cartilage degradation of a polymer meniscus implant: A 2-year follow-up study in dogs. Am J Sports Med 36:1978–1989
39. Zuidema J, van Minnen B, Span MM, Hissink CE, van Kooten TG, Bos RR (2008) In vitro degradation of a biodegradable polyurethane foam, based on 1,4-butanediisocyanate: A 3-year study at physiological and elevated temperature. J Biomed Mater Res A (Epub ahead of print)
40. Verdonk P, Verdonk R on behalf of the Actifit Study Group (2009) Clinical efficacy and safety of a resorbable meniscus scaffold for the treatment of partial meniscal tear or meniscal loss. International Meeting on Early Intervention for Knee Arthritis, Maastricht 4–6 February 2009
41. Leenslag JW, Nijenhuis AJ, Pennings AJ, Veth RPH, Nielsen HKL, Jansen HWB (1986) Porous composites for repair of the meniscus. Proceedings of the P.I.M.S V, Noordwijkerhout, The Netherlands, 10–12 September, pp 10/1–10/9
42. Tienen TG, Heijkants RG, de Groot JH, Pennings AJ, Schouten AJ, Veth RP, Buma P (2006) Replacement of the knee meniscus by a porous polymer implant: a study in dogs. Am J Sports Med 34:64–71
43. Verdonk P, Beaufils P, Bellemans J, Djian P, Heinrichs EL, Huysse W, Laprell H, Siebold R, Verdonk R, Actifit Study Group (2012) Successful treatment of painful irreparable partial meniscal defects with a polyurethane scaffold: two-year safety and clinical outcomes. Am J Sports Med 40(4):844–853 (Epub 2012 Feb 9)

第 8 章　合成材料

R. Verdonk

在处理半月板部分切除术并发症和膝关节功能失调方面，临床医生有着更加直观的经验。

在动物试验中，我们发现胶原半月板移植物（CMI）有较好的结果，功能恢复良好。再生的半月板组织性质同原始半月板组织性质相似。植入物既不会引起退行性变、慢性磨损或滑膜炎，也不会引起过敏反应或免疫反应。

一项由多个中心长期共同协作的临床试验表明：在膝关节半月板切除术后，行胶原半月板移植的患者接受修整手术的概率较对照组（未行胶原半月板移植的患者）要低。

术前要求包括关节良好的对合和稳定性。

同时，我们也在不断寻找合适的替代物，期待其能达到可吸收材料一样的强度。

在一项动物试验中，聚氨酯支架的长期评估结果表明：随着植入物的降解，植入物会逐渐转变为类半月板组织。

其他要求还包括：在条件允许的情况下，运用关节镜技术将半月板移植进关节内并对移植物进行操作。首次基于人体安全性和有效性的研究共纳入 52 例患者，研究表明，患者的生活质量和临床评分在 1 年内可取得具有统计学意义的显著提高。这表明了移植物是安全且有效的。

最后，同种异体半月板似乎证实了半月板完全切除术后，半月板置换是一种有效的替代疗法的猜想，尤其是针对外侧间室。而对于内侧间室，可以选择其他有效的方式。

虽然半月板部分切除术后通常会引起膝关节功能失调，但没有必要都选择同种异体半月板移植作为治疗方案。

尽管我们将持续寻找治疗的有效模式，但可以肯定半月板部分替代疗法是正确治疗方向的第一步。

（许鉴　惠明　朱天飞　张辉 译）

第 3 部分
未来

第 9 章　半月板损伤治疗的未来趋势：从修复到再生

H. Pereira, J. Silva-Correia, J. M. Oliveira, R. L. Reis, J. Espregueira-Mendes

9.1 引言

“半月板手术方法在膝关节治疗中一直没有太大改变”。关于半月板损伤治疗，近年来 Verdonk[1] 有了颠覆性的想法。

组织工程（TE）的出现给医学概念带来了变革，通过应用工程学和生命科学原理，制造功能替代品，从而达到修复、维持及提高组织功能。为实现这一目标，需要三要素组成，包括支架材料、种子细胞（分化或未分化）、生物活性剂或生长因子（GF），可单一或者复合植入损伤区域。另一方面，再生医学是一个广泛的概念，除了包括可溶性分子和干细胞技术的使用，它还可以应用于组织工程、纳米技术和基因治疗策略，以恢复或建立细胞、组织、器官的正常功能。

半月板组织的生物学特性虽然还不能完全知道，但近几年已取得显著进展[2,3]。这需要对于不同细胞群体加以识别，了解其超微结构[2]、细胞和细胞外基质节段性分布。掌握相关生物力学性质、生物相互作用或损伤反应机制即有关组织愈合/失败，如血管再生和神经再支配等其他重要方面的知识[2,3]。

半月板修复 / 再生需要越来越多的关注[4]。当修复不再可能时，替代似乎是可行的方法[5]，选择同种异体移植也就达成了共识。而且，不同类型的半月板损伤，在骨科手术里是最常见的[6]。半月板切除术后导致的功能限制和早期关节炎已被报道确认[7]。考虑到半月板损伤导致的巨大社会经济影响，制订新的有效策略迫在眉睫[8]。组织工程和再生医学研究作为最相关领域一直致力于寻求答案。

在这一章中，我们的目的是总结相关信息，帮助骨科临床医生及科研工作者设计项目和研究方向，实现从实验到临床的转化[8]。

9.2 3R：置换、修复和再生

半月板置换包括完全和部分置换[9]。自 Milachowski 报道以来，利用尸体同种异体半月板进行部分移植治疗已经有了较大发展[10]。最近关于同种异体半月板移植后[5]恢复日常生活能力的荟萃分析报道表明，并发症和失败率是可以接受的[5]。对于接受半月板切除术后出现难治性症状的患者，半月板移植可视为安全和可靠的治疗方法[5,11]。然而，半月板移植中有几个问题是需要考虑的，例如，移植物的有效性、管理和储存；生物力学及生物学性能的维持，同时防止疾病传播；依据受体需要相匹配的尺寸和形状[9]。

当半月板不可修复时，半月板部分切除是一个选择[12]。半月板修复能力取决于瘢痕纤维的增生，愈合取决于病变的位置，即红 – 红区、红 – 白区及白 – 白区[12]。首例人类半月板外科修复于 1885 年被报道[13]，从那时起许多修复技术发展了起来，但缝合技术似乎提供了优越的生物力学稳定性[14]。相对于半月板手术修复方法，生物因素可能更重要[12]。因此，决定最理想的修复技术不仅仅要考虑生物力学参数[14]。

半月板修复是可能的并且是可再生的；但报道总体失败率达 24%[15]，特别是高水平运动员中。虽然半月板修复术的再手术概率高于半月板部分切除术，但它们远期效果良好[16]。二次关节镜探查发现半月板修复整体愈合率达 60%，20% 部分愈合，20% 未愈合[16]。半月板部分切除术再手术率低于半月板修复术。外侧半月板部分切除术再手术率高于内侧半月板部分切除术；而外侧半月板修复再手术率低于内侧半月板修复。这些治疗因素均应加以考虑[16]。如果为周缘部垂直撕裂，应考虑半月板损伤修复，同时行交叉韧带重建，特别是年轻患者[14]。另外，复杂撕裂或者退行性撕裂、中央型及有膝关节不稳的撕裂，愈合可能性都会减少；而且，年龄大小或撕裂延伸到无血管区域也是不可忽视的因素[14]。相对于修复，再生旨在促进形成新的、可能具有原始半月板相似生物学和生物力学性能的组织。组织工程的目的是提高缝合修复。

半月板后角纵向撕裂会导致膝关节内外侧间室接触压力及面积的

变化。修复目的是逆转这种改变，恢复近似于正常状态的接触压力及面积[17]。

目前全内修复系统已经缩短了手术时间和减少了手术技能水平的要求。尽管易用，但是操作邻近血管、神经和肌腱，潜在的并发症不可忽视[14]。

组织工程和再生修复研究领域潜力巨大，但到目前为止，还没有达到有效的临床应用[12]。

半月板再生的可行性是基于部分替代方法治疗不可挽救性疼痛、半月板部分缺损的持续发展[12, 18]。所有的临床研究至今只停留在脱细胞支架上（胶原和聚氨酯）[12]。

对于上述情况，模拟原组织的未来组织工程化移植可以提供有价值的选择，从而避免当前的局限性，呈现一个更有利的成本效益方案，同时提升成果并降低失败率[12]。图 9.1 根据临床和临床前的研究分析总结了半月板治疗策略的现有观点和未来趋势。

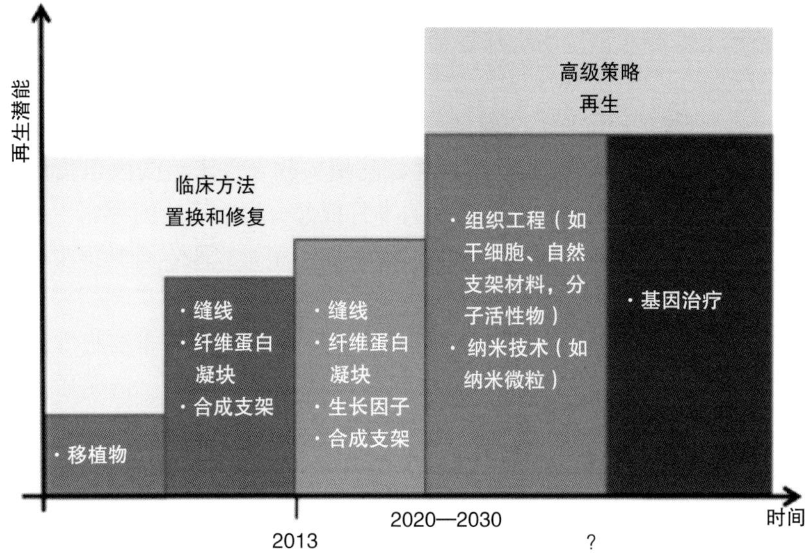

图 9.1　目前治疗半月板损伤的临床和先进的临床前策略的不同再生潜能。预期该领域的未来趋势。

9.3 先进的再生策略

9.3.1 半月板损伤再生的组织工程

9.3.1.1 使用支架的脱细胞策略

临床上，只有脱细胞支架被用于半月板部分置换[12,18]。大多数研究都报道了应用胶原为基础的脱细胞支架植入物（CMI，目前被称为Menaflex®，是一种美国生产的再生生物制剂），治疗数百例半月板部分缺损患者，主要是内侧半月板缺损[19-26]，但最近也应用于外侧半月板缺损[27]。

随着时间的推移，植入物的大小变化可用MRI或二次关节镜检查来评估。但此现象的发生不足以说明植入物的大小变化程度和影响因素。临床上，任何活检标本中均未见相关严重的炎症或免疫反应发生的报道[12]；此外，最后替换植入物的组织并非半月板本身的纤维软骨组织[12]。目前已有关于这种生物材料的初始低机械性能的报道[21]，这突出显示了需要通过使用更加复杂的组织工程途径来改善这种脱细胞植入物。

也有其他植入物的临床报道，如聚氨酯（Actifit®，Orteq Ltd，London，United Kingdom）。已有证据显示聚氨酯植入物允许组织向内生长[28]，它在临床上能够有效预防不可修复的半月板部分损伤所致的疼痛[18,29]。

然而，组织学表明最后得到的组织不同于正常组织，且其很少再细胞化[12]。

其他的一些生物材料也正在发展，并且致力于形成非细胞方法和（或）细胞方法优势结合的生物材料，包括丝素蛋白[30]、透明质酸聚己内酯[31]、聚己内酯型聚氨酯[32]、聚乙醇酸[33]。但这些材料都缺乏临床试验的验证。

组织工程支架制备一个至关重要的方面是繁殖能力体系结构和几何错综复杂组织/器官的设想。传统技术生产的支架只能有限地随机控制个别孔隙的几何形状、大小、互联互通和形态。而在过去的几年里，固体自由制造（设定触发器）技术成为强大的、制备高度有序的三维多孔支架的方法，因为它可能使用以计算机为基础的医学成像技术（如 CT 扫描或 MRI）用于设计、定制和解剖上相适应的支架[34]。在未来，在获得患者的 CT 和 MRI 后，3D 纤维沉积解剖支架能够进行快速的原型制造[35]。这将伴随着合适的支架形状、尺寸和力学特性而发展。3D 固体成型解剖支架可以设计和制造成一个多变的、多网孔互联的形态，使其和正常半月板有相同的力学特性、渗透性和结构性（图 9.2）。

9.3.1.2 细胞方法和（或）生物活性物质

最近一项关于组织工程半月板治疗方法的系统回顾性研究证明了临床试验和临床前研究之间存在的差异。虽然大多数临床应用关注脱细胞方法，但大多数临床前研究作者却支持增加细胞和（或）生物活性制剂以改善结果。

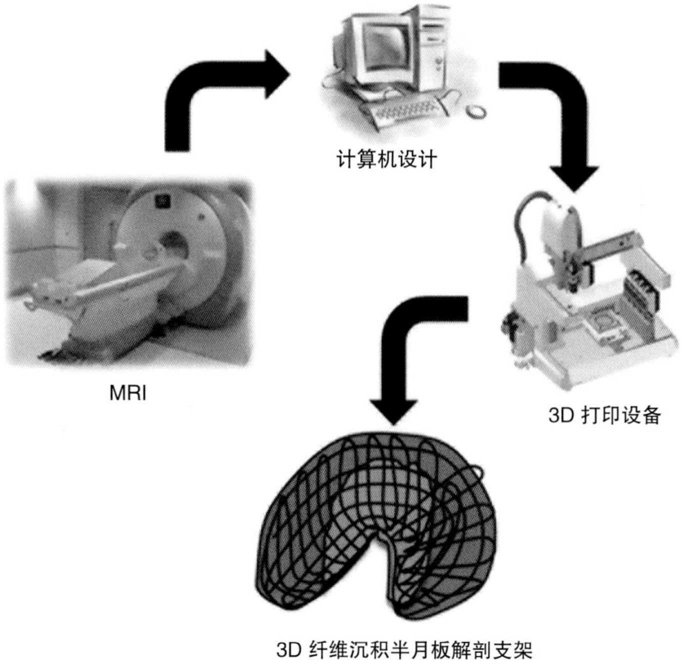

图 9.2　获得患者半月板的 CT 或 MRI 图像后，制造出 3D 纤维沉积半月板解剖支架。

临床前研究的种子细胞复合支架的方法已有描述[31,33,36–42]；细胞、支架和生长因子[43,44]结合，有时甚至还尝试应用基因疗法[43]。另外，在一项种子细胞－支架和支架－生长因子[45]相对比的研究，以及另一项支架（脱细胞猪半月板）在体内的免疫相容性的研究中，作者倾向于用种子细胞构建植入物[46]。但部分作者却提出用支架－生长因子的方法来构建植入物[47–49]。

Martinek 等人[40]利用以胶原为基础的半月板植入物行半月板部分置换，认为构建自体纤维软骨细胞－支架植入物的方法优于单纯的胶原半月板植入。同样的，Angele 等人[36]发现透明质酸/明胶复合支架－干细胞植入物优于空支架的植入，这为半月板缺损的修复提供了一个更可靠的方法。Weinand 等人[41,42]发现了一种可植入且可生物降解的结构——由脱细胞的编织薇乔网片与自体[42]或同种异体[41]来自不同组织的软骨细胞（关节、耳或肋）构成。在他们的研究[42]中，作者假设支架－细胞植入物可修复无血管区的半月板损伤。而后，作者进一步得出了结论：在猪模型中，存在自体和异体软骨细胞的支架可以增强半月板的修复效果[41]。

另外，有一种与上述不同的方法，其旨在提高支架与生长因子的联系。Ishida 等人[47]报道了以明胶水凝胶复合 PRP 作为载体植入，与其中的任意一种方法单独植入相比，可增加半月板缺损的愈合率。

还有一种方法是用支架、生长因子和种子细胞支架三者结合（TERM）[45]所形成的植入物。事实上，Zellner 等人[45]进行了一项 PRP、透明质酸－胶原支架和新西兰白兔髂嵴骨髓移植修复半月板缺损效果的比较研究，结果认为单独的 PRP 或骨髓复合脱细胞支架均不能提高半月板缺损的愈合率，而骨髓间充质干细胞能够提高半月板缺损的愈合和整合率[45]。

生长因子在半月板损伤愈合方面也有其重要的作用。实际上，以前被认为不可修复的一些半月板损伤现在逐渐成为人们关注的焦点。Kamimura 等人[50]认为，利用纤维蛋白凝块可扩大无血管区半月板水平撕裂的修复指征。可在半月板缺损处填充纤维蛋白凝块，然后收紧缝线。解决类似问题的其他方法也有相应的报道，如增加半月板损伤处血管内皮生长因子的水平[48,49]。生物活性物质应用于半月板损伤的修复是目前研究的新课题[12]。

9.3.2 纳米技术和基因疗法

应用再生医学方法修复半月板损伤具有广阔的前景，其中包括纳米技术、注射疗法和基因疗法。最新的研究表明，训导细胞在调控这个过程时可能产生某些蛋白或反应。纳米技术能控制细胞的分布、生物活性物质、药物的作用目标或传送时间[51]，从而避免了全身用药的副作用。而且，它们在应用微创方法或经皮注射时可以联合使用。其他纳米技术也被用于提高半月板支架的生物学性能。Baker 等人[52]的一项研究报道，静电纺纳米纤维支架的微观结构和纳米结构均类似于天然细胞外基质成分，并可提供一个有利于骨髓间充质干细胞向软骨细胞分化的环境。

基因疗法结合了可注射的藻酸盐凝胶与转染骨髓细胞和人胰岛素样生长因子（IGF-1）[43]。Zhang 等人[43]研究了封装在海藻酸钙凝胶中的转染了人胰岛素样生长因子 1 基因的骨髓间充质干细胞能否提高无血管区前角半月板全层缺损的修复作用。研究结果表明，这种方法能够提供在生物学上有效浓度的人胰岛素样生长因子 1，这提示脂质体介导的体外基因治疗能够促进半月板的愈合。Horie[53]和 Mizuno 等人[54]的研究证明，注入滑膜间充质干细胞也可促进半月板修复，并且这种方法不会影响机体的其他器官。Agung 等人[55]也报道了新型的骨髓间充质干细胞注射治疗半月板部分性缺损。Ochiai 等[56]也报道了关于减少组织半月板变性的方法。血红素氧合酶 –1（HO-1）同工酶可介导氧化应激，也可负性调控转录因子 Bach 1。研究表明，增加转录因子 Bach 1 减少小鼠体内的抗氧化活性物质能够有效地减少半月板的退变。这为预防骨关节炎的研究开辟了一个新的研究方向。

9.3.3 结论：半月板损伤治疗的未来趋势

TERM 方法使半月板损伤治疗的一些旧问题有了新的解答，这种方法可能会在未来的半月板损伤治疗中被用到。TERM 方法可分为四个问题：修复增强策略；部分替代；半月板置换和预防关节退变。作者相信，用再生方法治疗半月板损伤的临床研究很快将会应用非细胞智能和（或）纳米级支架、自体细胞（如干细胞）和生物活性物质（如 PRP 和抗生素）。

纳米技术是治疗方程的一部分，当需要对病变部位的药物或抗生素进行管理时，纳米技术作为新的药物输送系统是有利的。尽管细胞策略治疗半月板损伤是可以预见的，但基因治疗较难实现，因此要实现其临床应用还有很长的路要走。作为一名膝关节外科医生必须理解这项即将到来的新技术。

（曾春　陈康　杨文杰　张辉　译）

参考文献

1. Verdonk R (2011) The meniscus: past, present and future. Knee Surg Sports Traumatol Arthrosc 19:145–146
2. Verdonk PC, Forsyth RG, Wang J et al (2005) Characterisation of human knee meniscus cell phenotype. Osteoarthritis Cartilage 13:548–560
3. Pereira H, Frias A, Caridade S et al (2011) Cellular and biomechanical segmental characterization of human meniscus. Osteoarthritis Cartilage 19:S205
4. Lubowitz JH, Poehling GG (2011) Save the meniscus. Arthroscopy 27:301–302
5. Elattar M, Dhollander A, Verdonk R, Almqvist KF, Verdonk P (2011) Twenty-six years of meniscal allograft transplantation: is it still experimental? A meta-analysis of 44 trials. Knee Surg Sports Traumatol Arthrosc 19:147–157 (Official journal of the ESSKA)
6. Garrett WE Jr, Swiontkowski MF, Weinstein JN et al (2006) American board of orthopaedic surgery practice of the orthopaedic surgeon: part-II, certification examination case mix. J Bone Joint Surg Am 88:660–667
7. Fayard JM, Pereira H, Servien E, Lustig S, Neyret P (2010) Meniscectomy global results-complications. Springer-Verlag, Berlin Heidelberg
8. Jackson DW (2001) The orthopaedic clinician-scientist. J Bone Joint Surg Am 83-A:131-5
9. Monllau JC, González-Lucena G, Gelber PE, Pelfort X (2010) Allograft meniscus transplantation: a current review. Tech Knee Surg 9:107–113
10. Milachowski KA, Weismeier K, Wirth CJ (1989) Homologous meniscus transplantation. Experimental and clinical results. Int Orthop 13:1–11
11. Harris JD, Cavo M, Brophy R, Siston R, Flanigan D (2011) Biological knee reconstruction: a systematic review of combined meniscal allograft transplantation and cartilage repair or restoration. Arthroscopy J Arthroscopic Relat Surg 27:409–418 (Official publication of the Arthroscopy Association of North America and the International Arthroscopy Association)
12. Pereira H, Frias AM, Oliveira JM, Espregueira-Mendes J, Reis RL (2011) Tissue engineering and regenerative medicine strategies in meniscus lesions. J Arthroscopic Related Surg 27:1706–1719 (Official publication of the Arthroscopy Association of North America and the International Arthroscopy Association)
13. Annandale T (1885) An operation for displaced semilunar cartilage. Br Med J 1:779
14. Starke C, Kopf S, Petersen W, Becker R (2009) Meniscal repair. Arthroscopy J Arthroscopic Rel Surg 25:1033–1044 (Official publication of the Arthroscopy Association of North America and the International Arthroscopy Association)
15. Logan M, Watts M, Owen J, Myers P (2009) Meniscal repair in the elite athlete: results of 45

repairs with a minimum 5-year follow-up. Am J Sports Med 37:1131–1134
16. Paxton ES, Stock MV, Brophy RH (2011) Meniscal repair versus partial meniscectomy: a systematic review comparing reoperation rates and clinical outcomes. Arthroscopy J Arthroscopic Rel Surg 27:1275–1288 (Official publication of the Arthroscopy Association of North America and the International Arthroscopy Association)
17. Muriuki MG, Tuason DA, Tucker BG, Harner CD (2011) Changes in tibiofemoral contact mechanics following radial split and vertical tears of the medial meniscus an in vitro investigation of the efficacy of arthroscopic repair. J Bone Joint Surg Am 93:1089–1095
18. Verdonk P, Beaufils P, Bellemans J et al (2012) Successful treatment of painful irreparable partial meniscal defects with a polyurethane scaffold: two-year safety and clinical outcomes. Am J Sports Med 40:844–853
19. Hirschmann MT, Keller L, Hirschmann A et al (2012) One-year clinical and MR imaging outcome after partial meniscal replacement in stabilized knees using a collagen meniscus implant. Knee Surg Sports Traumatol Arthrosc, Oct 30 2012 [Epub ahead of print]
20. Monllau JC, Gelber PE, Abat F et al (2011) Outcome after partial medial meniscus substitution with the collagen meniscal implant at a minimum of 10 years' follow-up. Arthroscopy J Arthroscopic Rel Surg 27:933–943 (Official publication of the Arthroscopy Association of North America and the International Arthroscopy Association)
21. Zaffagnini S, Marcheggiani, Muccioli GM, Lopomo N et al (2011) Prospective long-term outcomes of the medial collagen meniscus implant versus partial medial meniscectomy: a minimum 10-year follow-up study. Am J Sports Med 39(5):977–985
22. Bulgheroni P, Murena L, Ratti C, Bulgheroni E, Ronga M, Cherubino P (2010) Follow-up of collagen meniscus implant patients: clinical, radiological, and magnetic resonance imaging results at 5 years. Knee 17:224–229
23. Rodkey WG, DeHaven KE, Montgomery WH 3rd et al (2008) Comparison of the collagen meniscus implant with partial meniscectomy. A prospective randomized trial. J Bone Joint Surg Am 90:1413–1426
24. Zaffagnini S, Giordano G, Vascellari A et al (2007) Arthroscopic collagen meniscus implant results at 6–8 years follow up. Knee Surg Sports Traumatol Arthrosc 15:175–183 (Official journal of the ESSKA)
25. Linke RD, Ulmer M, Imhoff AB (2006) Replacement of the meniscus with a collagen implant (CMI). Oper Orthop Traumatol 18:453–462
26. Genovese E, Angeretti MG, Ronga M et al (2007) Follow-up of collagen meniscus implants by MRI. Radiol Med 112:1036–1048
27. Zaffagnini S, Marcheggiani, Muccioli GM, Bulgheroni P et al (2012) Arthroscopic collagen meniscus implantation for partial lateral meniscal defects: a 2-year minimum follow-up study. Am J Sports Med 40:2281–2288
28. Verdonk R, Verdonk P, Huysse W, Forsyth R, Heinrichs EL (2011) Tissue ingrowth after implantation of a novel, biodegradable polyurethane scaffold for treatment of partial meniscal lesions. Am J Sports Med 39:774–782
29. Efe T, Getgood A, Schofer MD et al (2012) The safety and short-term efficacy of a novel polyurethane meniscal scaffold for the treatment of segmental medial meniscus deficiency. Knee Surg Sports Traumatol Arthrosc 20:1822–1830 (Official journal of the ESSKA)
30. Yan LP, Oliveira JM, Oliveira AL, Caridade SG, Mano JF, Reis RL (2012) Macro/microporous silk fibroin scaffolds with potential for articular cartilage and meniscus tissue engineering applications. Acta Biomater 8:289–301
31. Kon E, Chiari C, Marcacci M et al (2008) Tissue engineering for total meniscal substitution: animal study in sheep model. Tissue Eng Part A 14:1067–1080

32. Welsing RT, van Tienen TG, Ramrattan N et al (2008) Effect on tissue differentiation and articular cartilage degradation of a polymer meniscus implant: a 2-year follow-up study in dogs. Am J Sports Med 36:1978–1989
33. Kang SW, Son SM, Lee JS et al (2006) Regeneration of whole meniscus using meniscal cells and polymer scaffolds in a rabbit total meniscectomy model. J Biomed Mater Res A 78:659–671
34. Moroni L, de Wijn JR, van Blitterswijk CA (2006) 3D fiber-deposited scaffolds for tissue engineering: Influence of pores geometry and architecture on dynamic mechanical properties. Biomaterials 27:974–985
35. Liulan L, Qingxi H, Xianxu H, Gaochun X (2007) Design and fabrication of bone tissue engineering scaffolds via rapid prototyping and CAD. J Rare Earths 25(Supplement 2):379–383
36. Angele P, Johnstone B, Kujat R et al (2008) Stem cell based tissue engineering for meniscus repair. J Biomed Mater Res A 85:445–455
37. Scotti C, Pozzi A, Mangiavini L et al (2009) Healing of meniscal tissue by cellular fibrin glue: an in vivo study. Knee Surg Sports Traumatol Arthrosc 17:645–651
38. Weinand C, Xu JW, Peretti GM, Bonassar LJ, Gill TJ (2009) Conditions affecting cell seeding onto three-dimensional scaffolds for cellular-based biodegradable implants. J Biomed Mater Res B Appl Biomater 91:80–87
39. Yamasaki T, Deie M, Shinomiya R, Yasunaga Y, Yanada S, Ochi M (2008) Transplantation of meniscus regenerated by tissue engineering with a scaffold derived from a rat meniscus and mesenchymal stromal cells derived from rat bone marrow. Artif Organs 32:519–524
40. Martinek V, Ueblacker P, Braun K et al (2006) Second generation of meniscus transplantation: in vivo study with tissue engineered meniscus replacement. Arch Orthop Trauma Surg 126:228–234
41. Weinand C, Peretti GM, Adams SB Jr, Bonassar LJ, Randolph MA, Gill TJ (2006) An allogenic cell-based implant for meniscal lesions. Am J Sports Med 34:1779–1789
42. Weinand C, Peretti GM, Adams SB Jr, Randolph MA, Savvidis E, Gill TJ (2006) Healing potential of transplanted allogeneic chondrocytes of three different sources in lesions of the avascular zone of the meniscus: a pilot study. Arch Orthop Trauma Surg 126:599–605
43. Zhang H, Leng P, Zhang J (2009) Enhanced meniscal repair by overexpression of hIGF-1 in a full-thickness model. Clin Orthop Relat Res 467:3165–3174
44. Kobayashi Y, Yasuda K, Kondo E et al (2010) Implantation of autogenous meniscal fragments wrapped with a fascia sheath enhances fibrocartilage regeneration in vivo in a large harvest site defect. Am J Sports Med 38:740–748
45. Zellner J, Mueller M, Berner A et al (2010) Role of mesenchymal stem cells in tissue engineering of meniscus. J Biomed Mater Res A 94:1150–1161
46. Stapleton TW, Ingram J, Fisher J, Ingham E (2011) Investigation of the regenerative capacity of an acellular porcine medial meniscus for tissue engineering applications. Tissue Eng Part A 17:231–242
47. Ishida K, Kuroda R, Miwa M et al (2007) The regenerative effects of platelet-rich plasma on meniscal cells in vitro and its in vivo application with biodegradable gelatin hydrogel. Tissue Eng 13:1103–1112
48. Kopf S, Birkenfeld F, Becker R et al (2010) Local treatment of meniscal lesions with vascular endothelial growth factor. J Bone Joint Surg Am 92:2682–2691
49. Petersen W, Pufe T, Starke C et al (2007) The effect of locally applied vascular endothelial growth factor on meniscus healing: gross and histological findings. Arch Orthop Trauma Surg 127:235–240

50. Kamimura T, Kimura M (2011) Repair of horizontal meniscal cleavage tears with exogenous fibrin clots. Knee Surg Sports Traumatol Arthrosc 19(7):1154–1157
51. Abdel-Mohsen AM, Hrdina R, Burgert L et al (2012) Antibacterial activity and cell viability of hyaluronan fiber with silver nanoparticles. Carbohydrate Polymers 92:1177–1187
52. Baker BM, Nathan AS, Gee AO, Mauck RL (2010) The influence of an aligned nanofibrous topography on human mesenchymal stem cell fibrochondrogenesis. Biomaterials 31:6190–6200
53. Horie M, Sekiya I, Muneta T et al (2009) Intra-articular Injected synovial stem cells differentiate into meniscal cells directly and promote meniscal regeneration without mobilization to distant organs in rat massive meniscal defect. Stem Cells 27:878–887
54. Mizuno K, Muneta T, Morito T et al (2008) Exogenous synovial stem cells adhere to defect of meniscus and differentiate into cartilage cells. J Med Dent Sci 55:101–111
55. Agung M, Ochi M, Yanada S et al (2006) Mobilization of bone marrow-derived mesenchymal stem cells into the injured tissues after intraarticular injection and their contribution to tissue regeneration. Knee Surg Sports Traumatol Arthrosc 14:1307–1314
56. Ochiai S, Mizuno T, Deie M, Igarashi K, Hamada Y, Ochi M (2008) Oxidative stress reaction in the meniscus of bach 1 deficient mice: potential prevention of meniscal degeneration. J Orthop Res 26:894–898

第 4 部分
结论

第 10 章　结论

R. Verdonk，J.C. Monllau，J. Espregueira-Mendes

既然有关半月板的所有信息已经说明，接下来有必要对我们所面对的问题做个总结。

半月板损伤诊断经历了漫长发展。虽然临床检查和病史与其他诸如高精度影像等诊断工具可以相互补充，但是骨科医生有权对诊疗手段做出取舍，根据临床信息和经验做出判断，为个体病例制订治疗方案。

另一方面，需要正确看待提供黑白信息的影像（不久后或许出现彩色影像），全面考虑患者的诉求和身体局限。因此，两方面必须综合考虑。但是，即使是经验丰富的骨科医生有时也难以做到。

关节镜检查曾经被认为是半月板病理学诊断的“金标准”，因为在手术中应用关节镜后取得了良好的效果，它现在也成了半月板疾病治疗的利器。现在研究者发现，即使治疗手段已发展到现阶段，具有同样病理的半月板疾病的命名仍然难以统一。只有 ISAKOS——Allan Anderson 协会最近在着手进行统一命名工作。

事实上，实验性的术前诊断与实际发现之间的矛盾在骨科诊断中每天都在发生，避免措施也在每天向前发展。

关节镜检查为半月板关节镜下手术铺平了道路。所谓的“残留”结构的概念（Scott Dye）也早已被抛弃。在它们被小心对待的同时，这些半月状软骨组织的完整性越来越受到重视。

由于在机会合适时，适当的切除已成为医疗标准，在外科手术的设备中进行半月板手术和缝合已经获得重视。

为获得撕裂部位令人满意的稳固，各类相关设备层出不穷，也获得了较好的长期临床结果。长久以来，半月板撕裂与其他关节内外伤性病变如 ACL、PCL 和侧副韧带撕裂之间的相互关系使得它们联合病变和联合治疗的重要性获得越来越多的支持。

长期随访表明已愈合的半月板和稳定的韧带结构对膝关节软骨非常重要，也是这种承重关节维持其长期完整性的必备条件。

然而，一旦该治疗手段导致了足量的和有时候过度的切除，“骨性关节炎光滑的斜坡”（Peter Verdonk）的观念就会发挥作用。众所周知，通常合并半月板切除和韧带平衡丧失需要适当的治疗。

组织缺损正如稳定性一样也需要弥补。韧带移植已被证明是一种标准的治疗方法。半月板移植目前仍处于不断发展的研究之中。

当面临半月板全部切除时，同种异体半月板移植是一种有价值的替代且具有令人满意的长期随访结果。无论是深低温或是冷藏保存，有活力的同种异体半月板移植物往往会提供 70% 接近满意的结果。尤其是膝关节外侧间室的研究结果令人满意。

然而，因为病例数量有限，且往往只行部分半月板切除并保留了半月板的关节囊周边囊壁部分，这引领了半月板部分置换，探索移植物有能力经受得住膝关节内生理应激反应、张力、负重这些新概念。

在这个新兴的临床科学领域，研究开发了令人着迷的新产品，例如，胶原半月板移植物（Steadman-Rodkey）和聚氨基甲酸酯支架（Jacquelin De Groot）设计用于重新恢复正常的内环境稳定和无痛、有希望长效的、良好功能的膝关节。

因此，研究者和临床医生均试图通过寻找一种移植物结构、可吸收且足够坚固，为“半月板的”细胞的长入提供足够的时间，以便新的自身胶原交织替换移植支架。这种细胞的类型我们仍不完全了解，部分源于血管化的滑膜，也可能是来自膝关节本身，作为一种有刺激作用的媒介供应者而存在。

目前关于膝关节半月板生理学和病理学的知识，以及闻名的作者在该著作中所呈现的结果，希望能够促进未来的研究突破。

（刘威　欧阳建安　丘志河　彭亮权 译）

索 引

N

Q

R

S

T

W

X

Y

Z